这本书属于：

_____

_____

_____

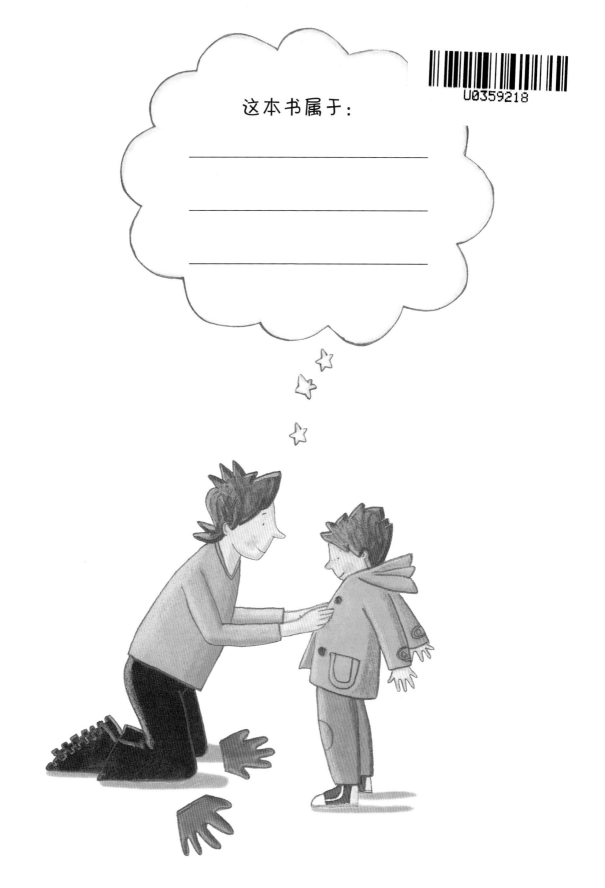

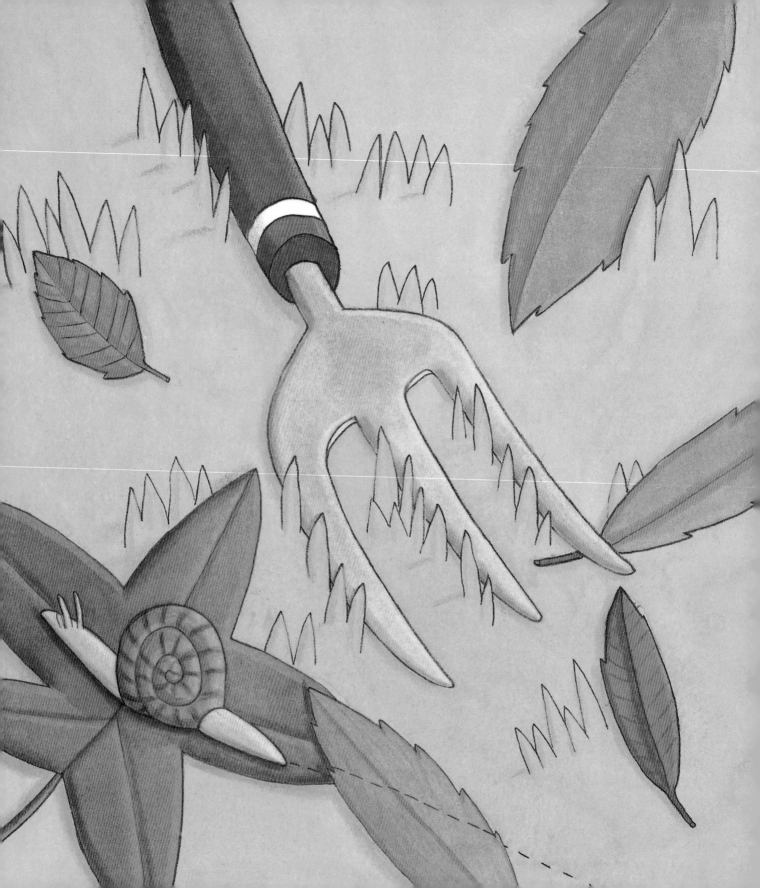

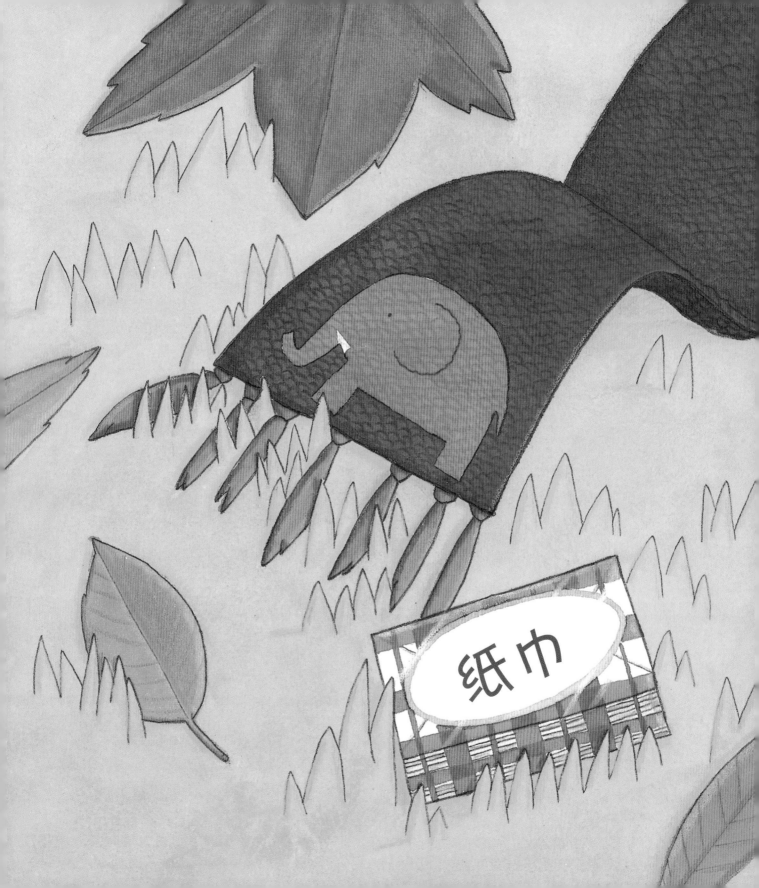

献给爸爸妈妈。　　——凯瑟琳·麦克尤恩

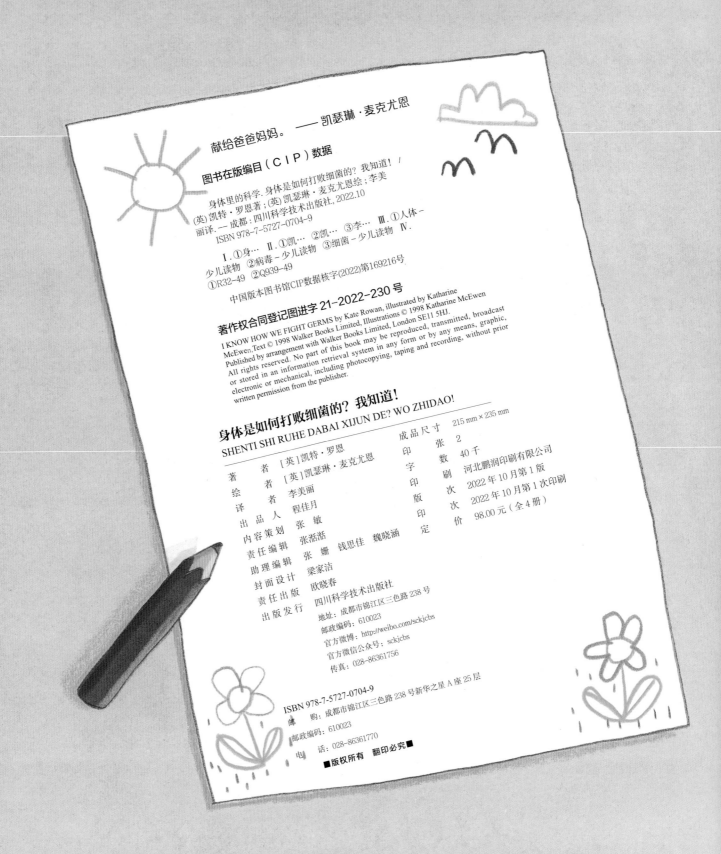

图书在版编目（CIP）数据

身体里的科学. 身体是如何打败细菌的? 我知道! /
(英)凯特·罗恩著;(英)凯瑟琳·麦克尤恩绘;李美
丽译. — 成都:四川科学技术出版社, 2022.10
ISBN 978-7-5727-0704-9

Ⅰ.①身… Ⅱ.①凯… ②凯… ③李… Ⅲ.①人体 -
少儿读物 ②病毒 - 少儿读物 ③细菌 - 少儿读物 Ⅳ.
①R32-49 ②Q939-49

中国版本图书馆CIP数据核字(2022)第169216号

著作权合同登记图进字 21-2022-230 号

身体是如何打败细菌的？我知道！
SHENTI SHI RUHE DABAI XIJUN DE? WO ZHIDAO!

著　者	[英]凯特·罗恩	成品尺寸	215 mm × 235 mm
绘　者	[英]凯瑟琳·麦克尤恩	印　张	2
译　者	李美丽	字　数	40 千
出品人	程佳月	印　刷	河北鹏润印刷有限公司
内容策划	张　敏	版　次	2022 年 10 月第 1 版
责任编辑	张湉湉	印　次	2022 年 10 月第 1 次印刷
助理编辑	张　姗　钱思佳　魏晓涵	定　价	98.00 元（全 4 册）
封面设计	欧晓春		
责任出版	四川科学技术出版社		
出版发行	成都市锦江区三色路 238 号		

邮政编码：610023
官方微博：http://weibo.com/sckjcbs
官方微信公众号：sckjcbs
传真：028-86361756

ISBN 978-7-5727-0704-9

邮　购：成都市锦江区三色路 238 号新华之星 A 座 25 层
邮政编码：610023
电　话：028-86361770

■版权所有　翻印必究■

身体是如何打败细菌的？我知道！

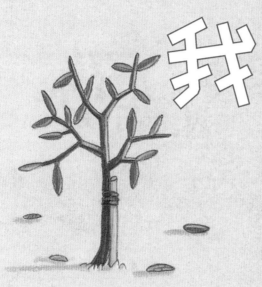

[英]凯特·罗恩 著

[英]凯瑟琳·麦克尤恩 绘

李美丽 译

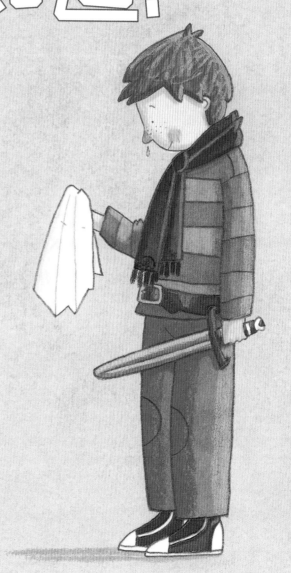

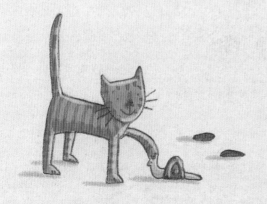

四川科学技术出版社

"阿———嚏！"

山姆打了一个
大大的喷嚏。

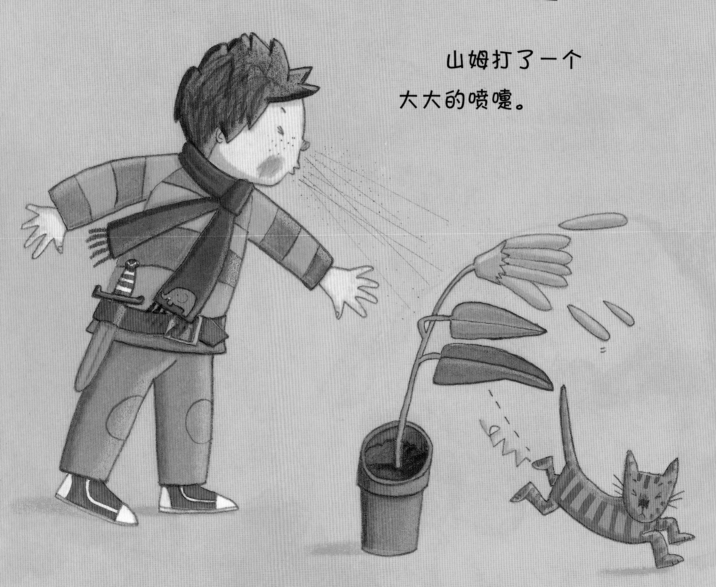

2

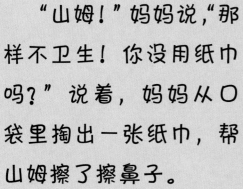

"山姆！"妈妈说，"那样不卫生！你没用纸巾吗？"说着，妈妈从口袋里掏出一张纸巾，帮山姆擦了擦鼻子。

"谢谢妈妈，"山姆说，接着又打了个喷嚏，"阿——嚏！"

"你感冒了。"妈妈说。

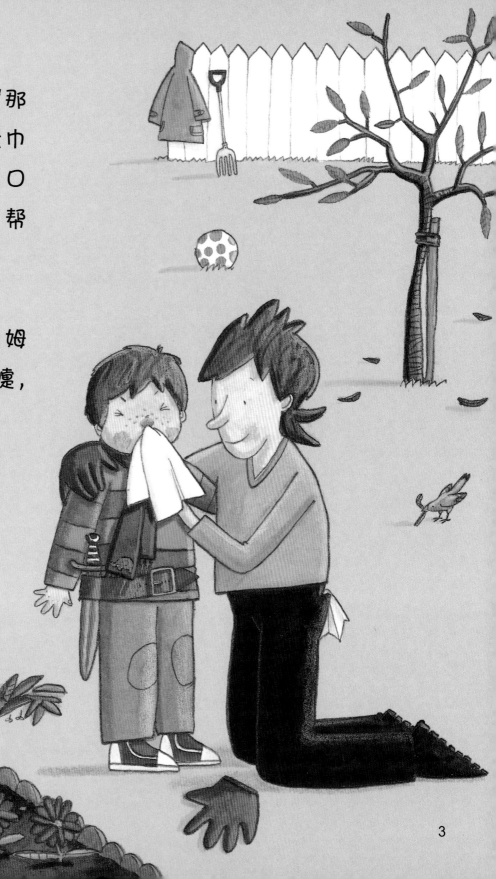

"嗯,"山姆说,"我知道人感冒时为什么会打喷嚏。因为打喷嚏会把感冒病毒排出体外。"

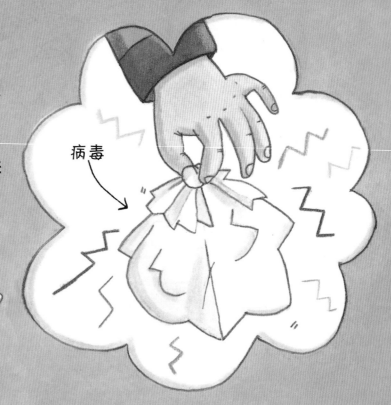

病毒

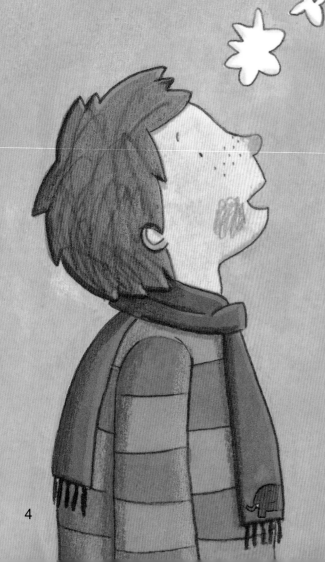

"是的,"妈妈说,"感冒病毒就是这样传播给其他人的,这也是为什么打喷嚏时要用纸巾挡住。如果别人吸入了感冒病毒,他们也可能会感冒。"

4

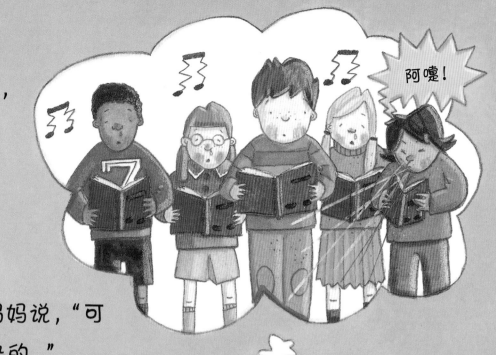

"哦,"山姆说,"我就是这样感冒的吗?"

"也许吧,"妈妈说,"可能是在学校被传染的。"

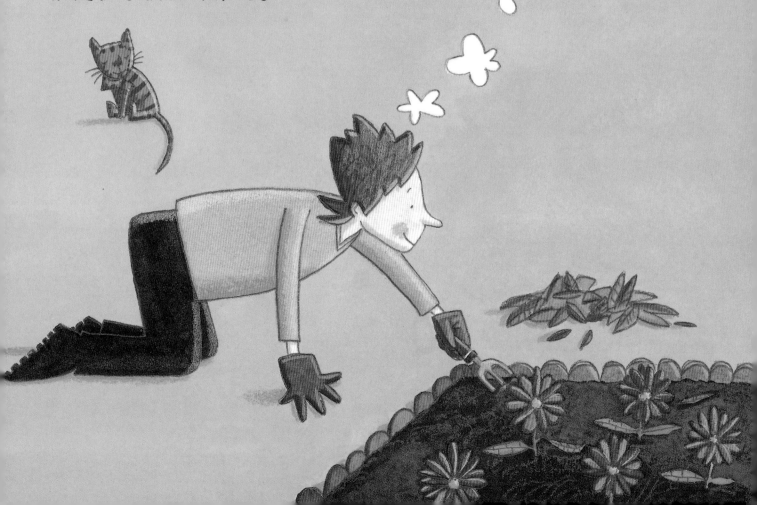

"我们在学校了解过病毒，"山姆说，"老师说打喷嚏时，混着病原体的飞沫可以飞到很远的地方，大约有 10 米那么远。"

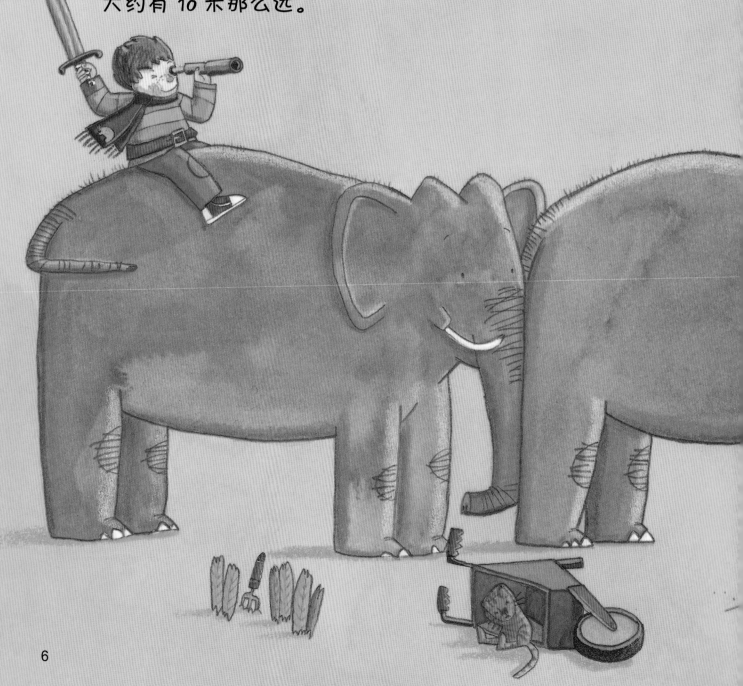

"确实很远，"妈妈说，"有三头大象排成一行那么远！"

山姆咯咯地笑了起来："大象打喷嚏时，我可不想靠近它！"

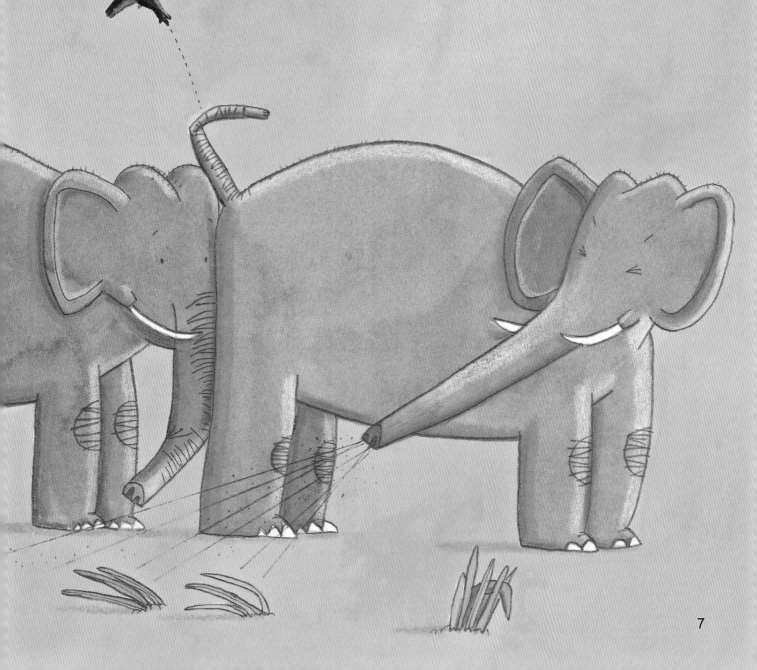

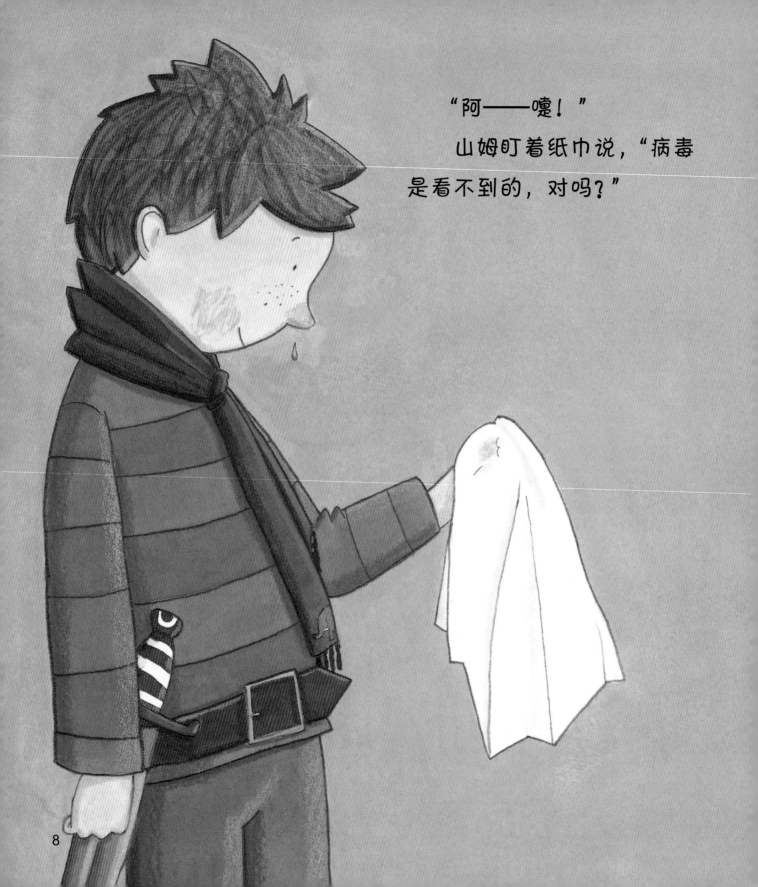

"阿——嚏！"

山姆盯着纸巾说，"病毒是看不到的，对吗？"

8

"是呀，"妈妈回答道，"它们太小了。即使是最大的病毒也非常小，而且只有在显微镜下才能看到。我们的拇指上可以容纳数十万个病毒。"

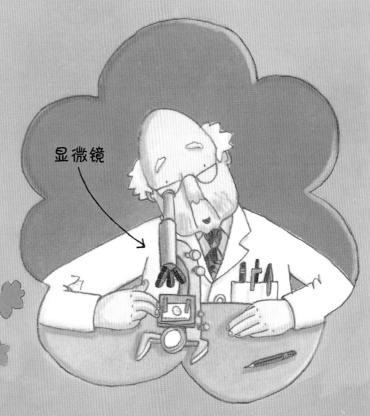

显微镜

山姆吸了吸鼻子，说："我觉得我身体里有数不清的病毒。"

"是上亿！"妈妈说，"但并不是身体里有病毒就会生病。我们在生病前，身体会试图抵抗病毒。"

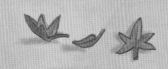

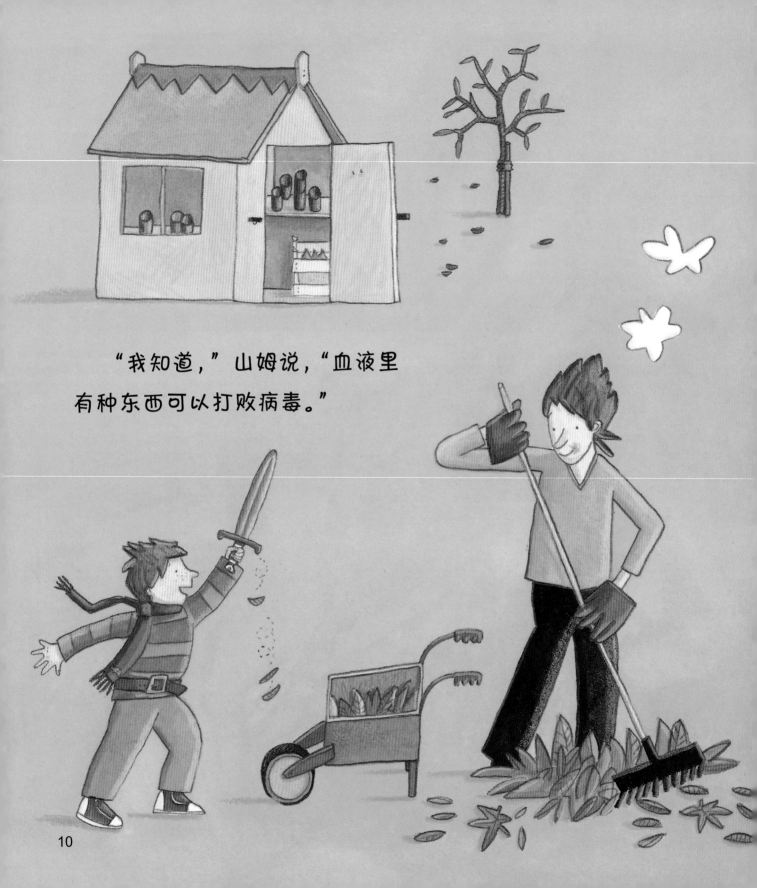

"我知道,"山姆说,"血液里有种东西可以打败病毒。"

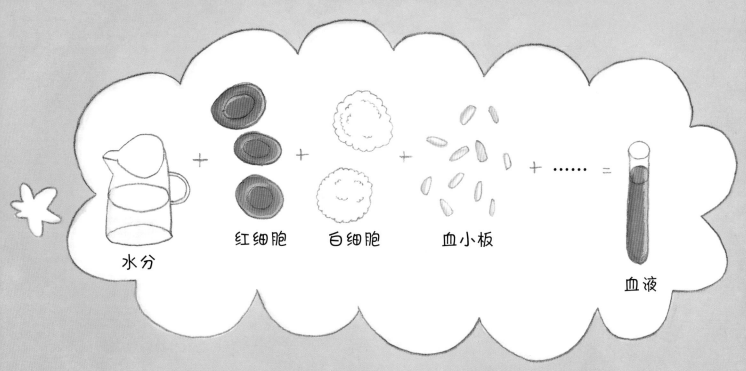

水分 ＋ 红细胞 ＋ 白细胞 ＋ 血小板 ＋ …… ＝ 血液

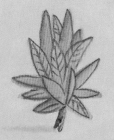

"没错，"妈妈说，"血液中大约一半是水分，但也有很多叫作细胞的东西，就是红细胞和白细胞。还有一些血小板。"

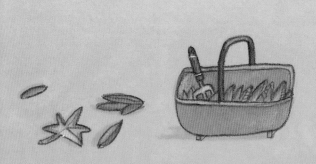

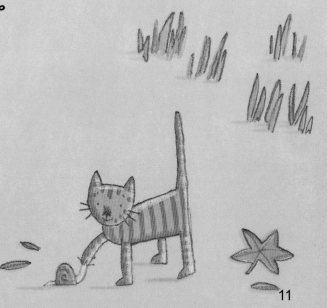

11

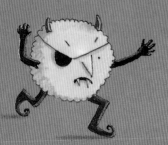

"因为有红细胞，所以血
才是红的吗？"山姆问。

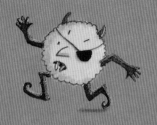

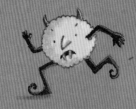

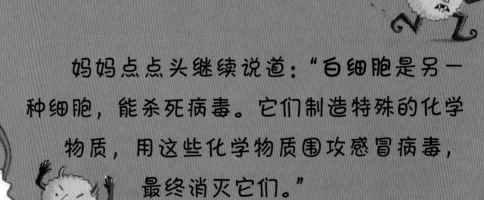

妈妈点点头继续说道："白细胞是另一
种细胞，能杀死病毒。它们制造特殊的化学
物质，用这些化学物质围攻感冒病毒，
最终消灭它们。"

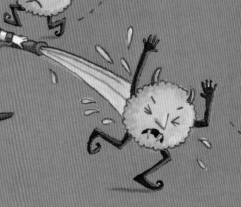

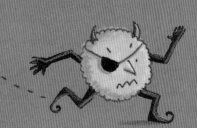

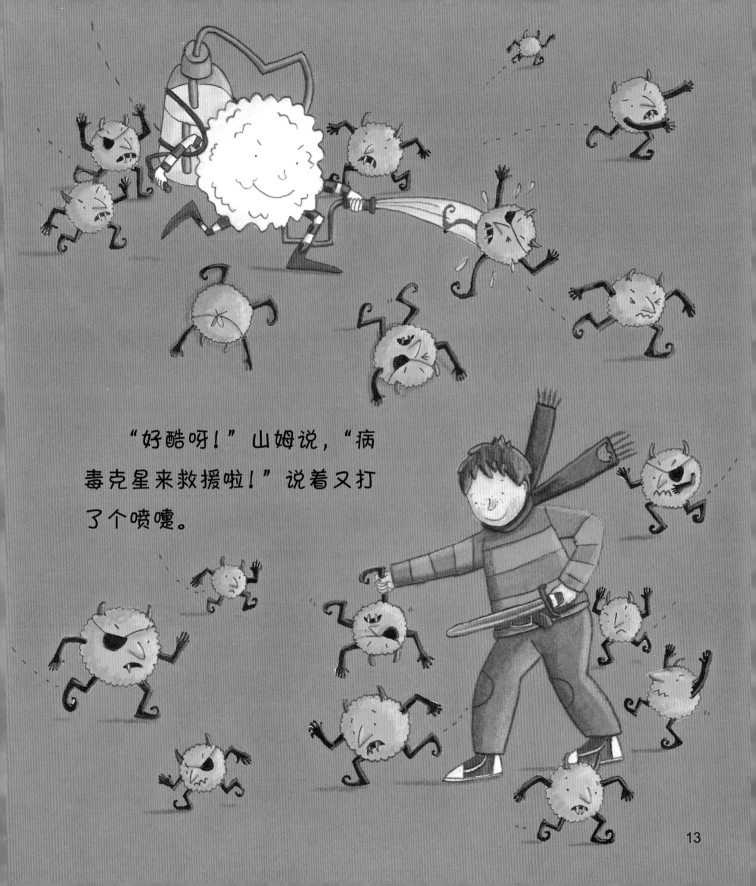

"好酷呀！"山姆说，"病毒克星来救援啦！"说着又打了个喷嚏。

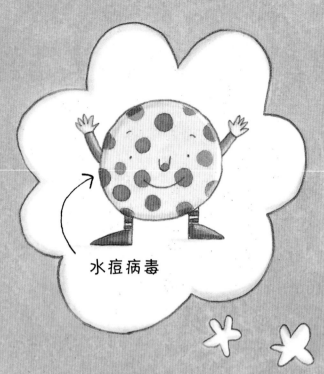

水痘病毒

"你最好穿上外套，"妈妈
关心地说，"穿得暖暖的，才
能预防感冒。"

"好的，"山姆说，
"妈妈，有害病原体不
仅仅只有感冒病毒，
对吗？以前我长水痘
时，医生说是感染了
水痘病毒。"

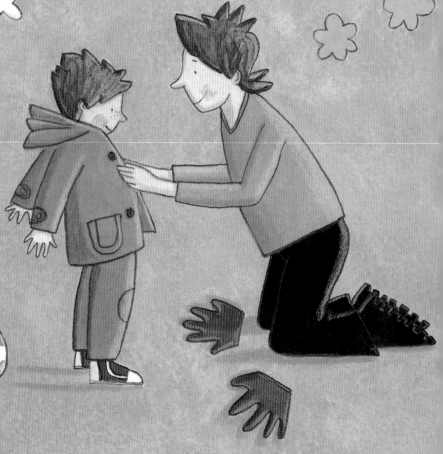

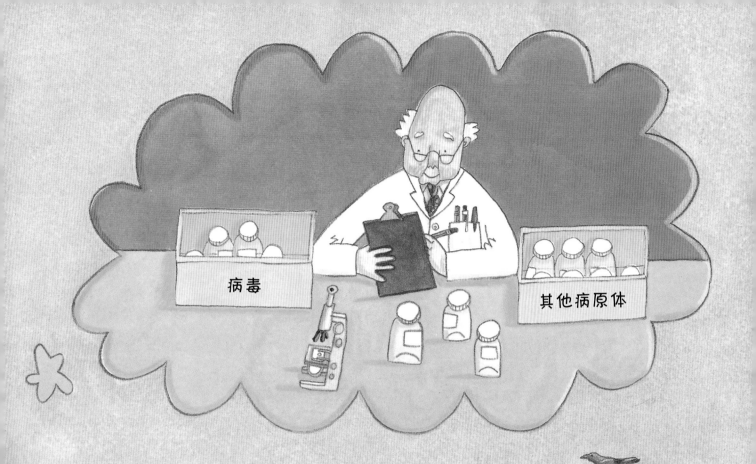

病毒

其他病原体

"是的，"妈妈说，"病原体有很多不同的种类，作用也不一样。科学家们将病原体进行了分组。其中一组叫**病毒**——感冒病毒和水痘病毒就属于**病毒**。"

15

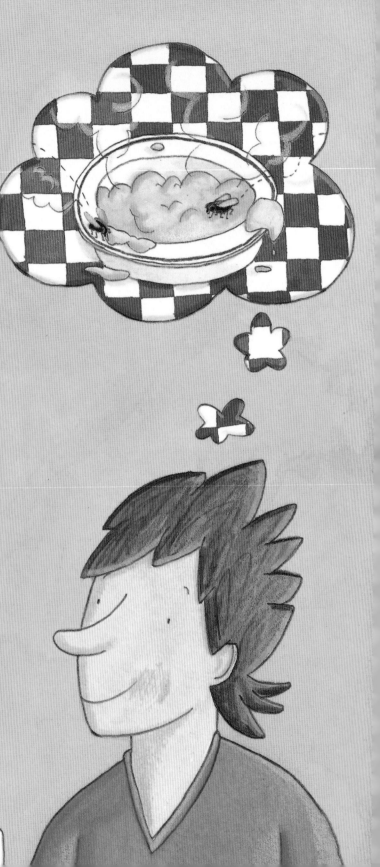

"哦，想起来了，"山姆恍然大悟，"有一些病原体叫细……细什么来着？"

"是细菌，"妈妈回答道，"这是另一种病原体。细菌可是无处不在，尤其喜欢脏东西。所以呢，要是吃了含有致病菌的食物或饭前不洗手，有害细菌就会钻进你身体里。"

山姆赶紧擦了擦鼻子。
"不是还有白细胞来围攻这些细……细东西吗？"

16

"白细胞会杀死细菌，但不是通过围攻！"妈妈解释说。

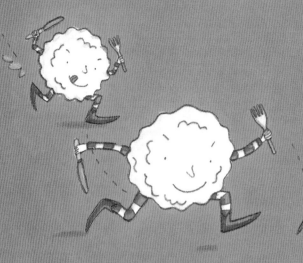

"如果有害细菌闯进你的血液里，白细胞就会紧跟而来，将它们一口一个吞掉！"

"真恶心！"山姆说，"细菌克星来救援啊！"

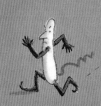
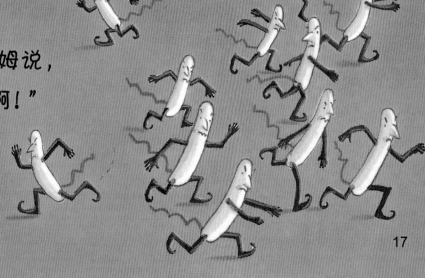

17

"你是怎么知道细菌的呢？"
妈妈问道。

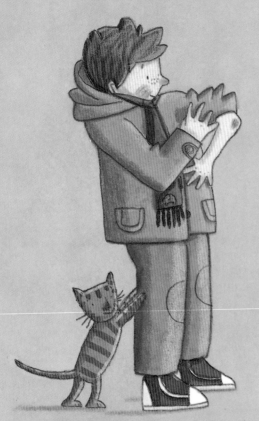
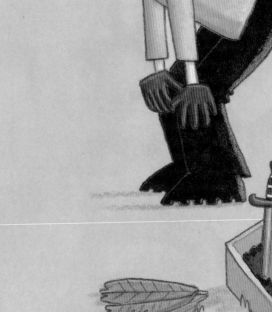

　　山姆给妈妈看了看手肘上结的痂。
　　"我在学校里摔了一跤，老师帮我清洗了伤口，还抹了一些药膏，有点疼。她说那是为了杀细……细什么东西。"

"是细菌。"妈妈说。

"对！对！"山姆说，"老师说细菌会跑进伤口里。药膏能杀死细菌，伤口结痂后就能把它们挡在外面了。老师还说，痂主要是血液凝结变干后形成的。"

"血小板就派上用场了，"妈妈解释道，"就是我刚才说到的。数以亿计的血小板和红细胞凝聚在一起形成块状物，这个过程就是结痂。"

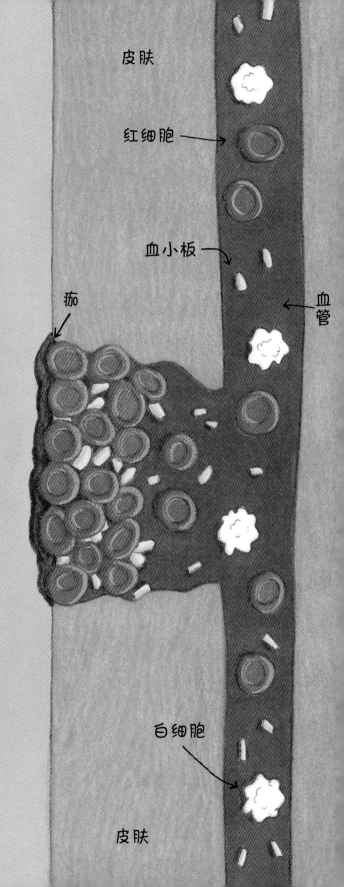

皮肤

红细胞

血小板

血管

痂

白细胞

皮肤

"哦，"山姆说，"皮肤愈合后，痂就会脱落。"

"这就是为什么需要保持伤口清洁，在痂自己脱落之前不要去揭开它，"妈妈解释说，"这样有害细菌才不会进入身体。"

"知道了，"山姆说，"但我好喜欢揭它呀。"

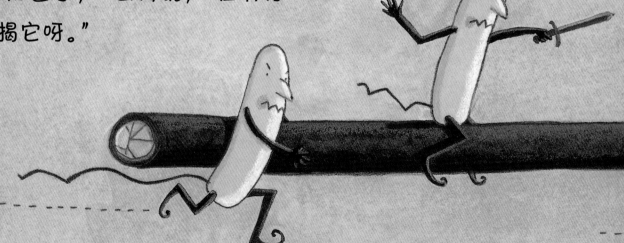

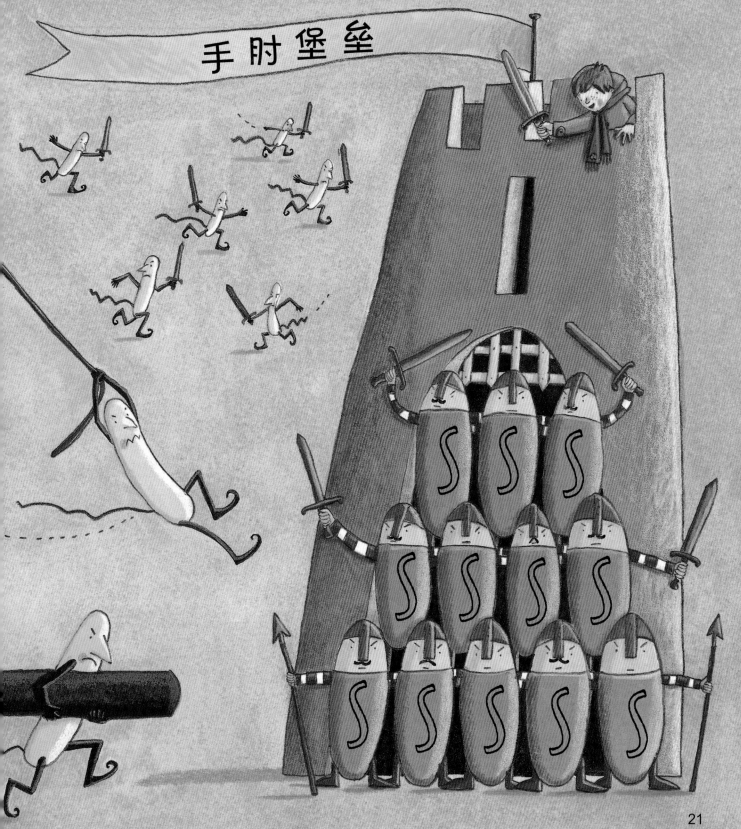

"不过，并不是所有的细菌都是有害的，"妈妈说，"人体内一直存在着一些有益细菌，帮助我们保持健康。有些食物中也含有有益细菌，比如酸奶中的双歧杆菌，甚至有的细菌可以使土壤更肥沃。"

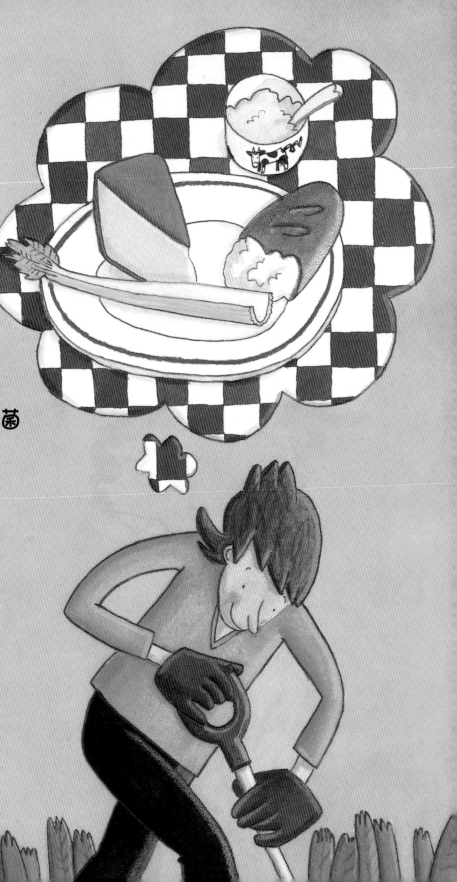

"那咱们家的土壤肥沃吗？"山姆问道。

"当然啦，"妈妈说，"所以我们才能种出这么好的蔬菜！"

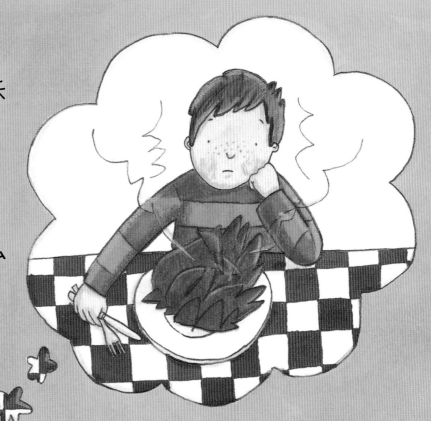

山姆叹了一口气。
"就像菠菜吗？"

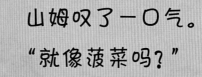

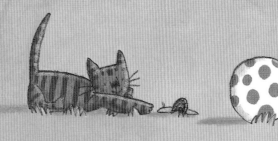

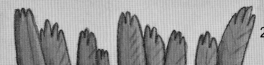

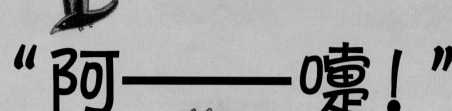

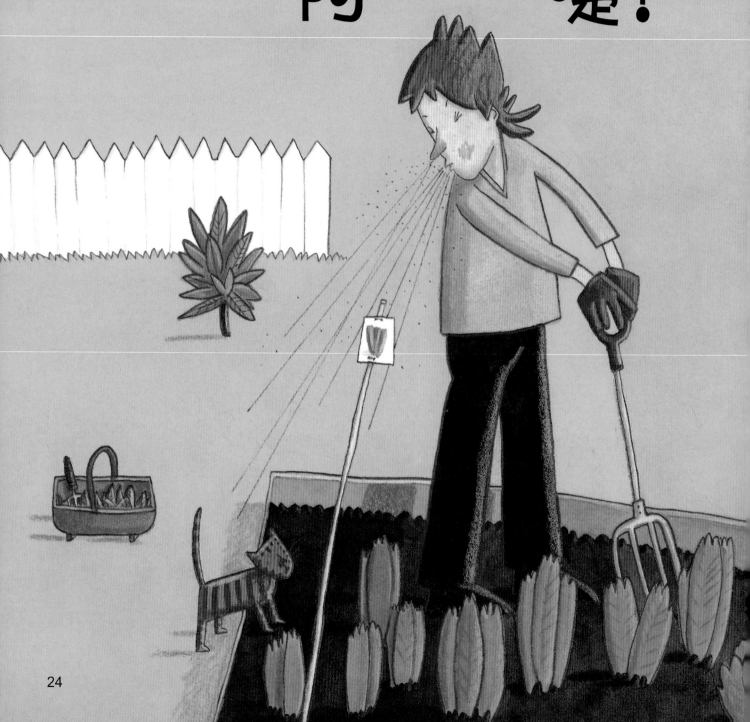

"阿———嚏！"

"没错。"
妈妈说。

24

妈妈打了一个大大的喷嚏。

"妈妈！"山姆说，"那样不卫生！
你没用纸巾吗？"

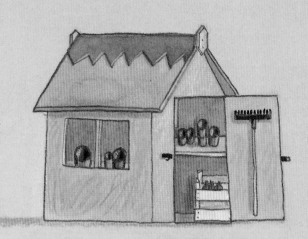

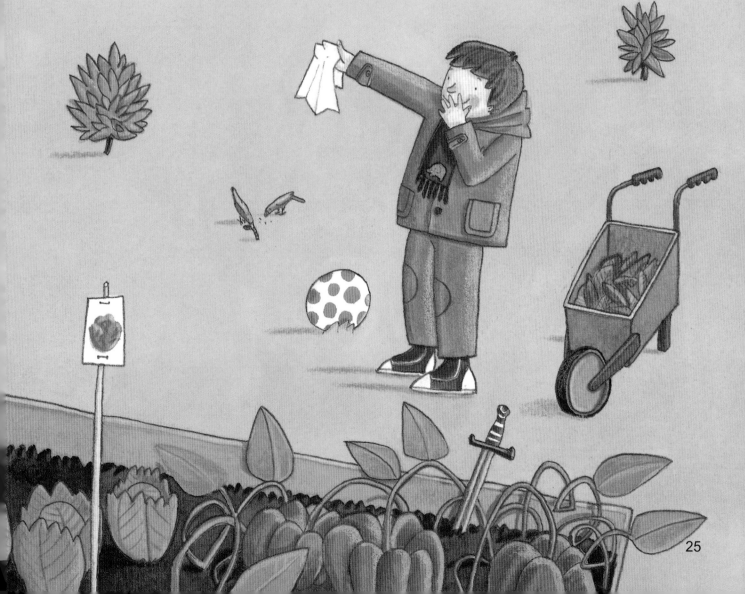

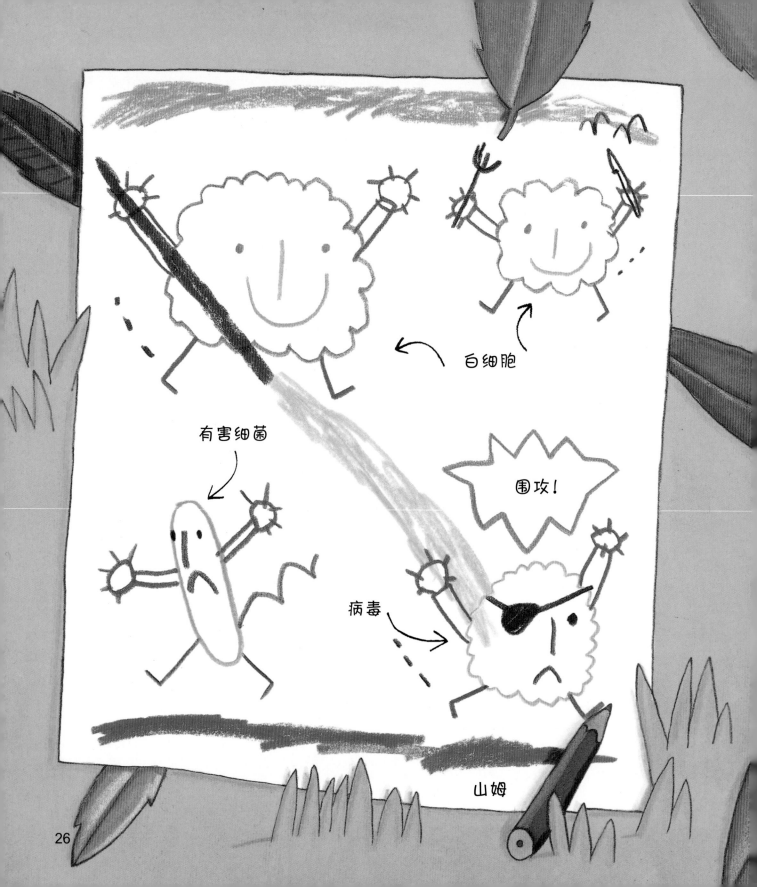

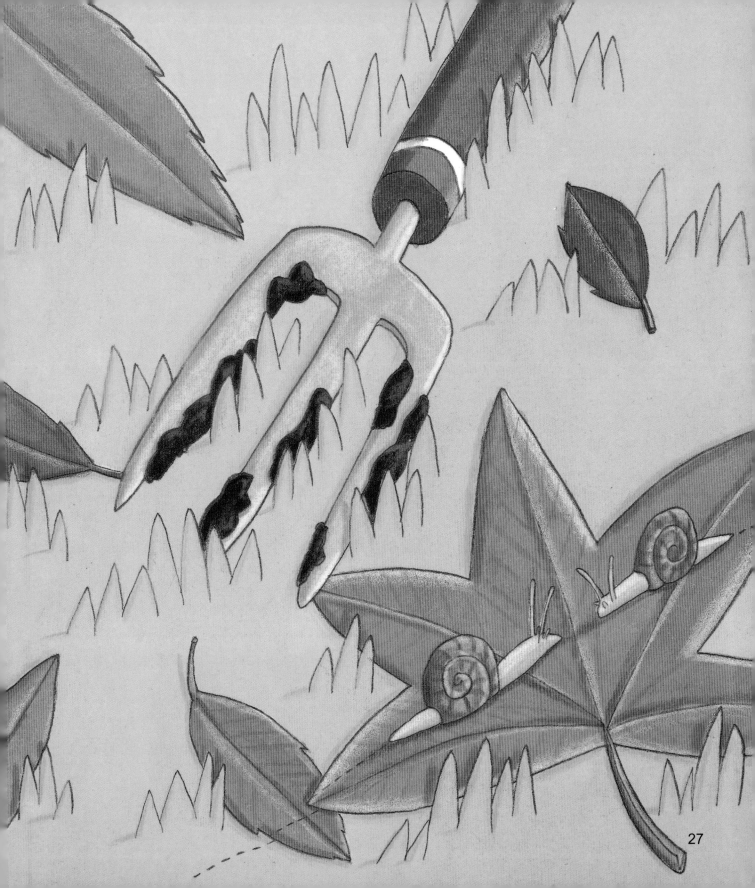

27

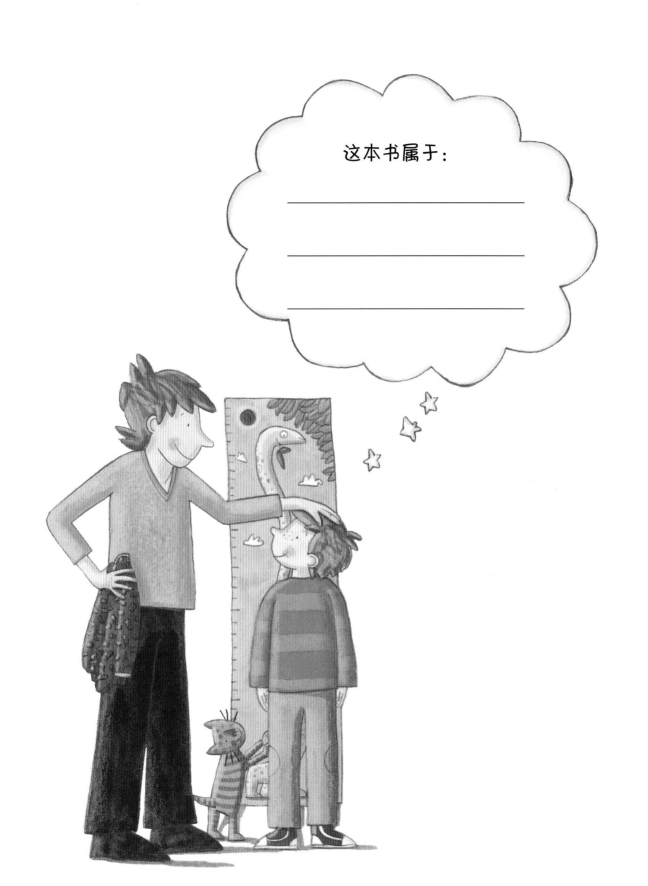

这本书属于：

_____

_____

_____

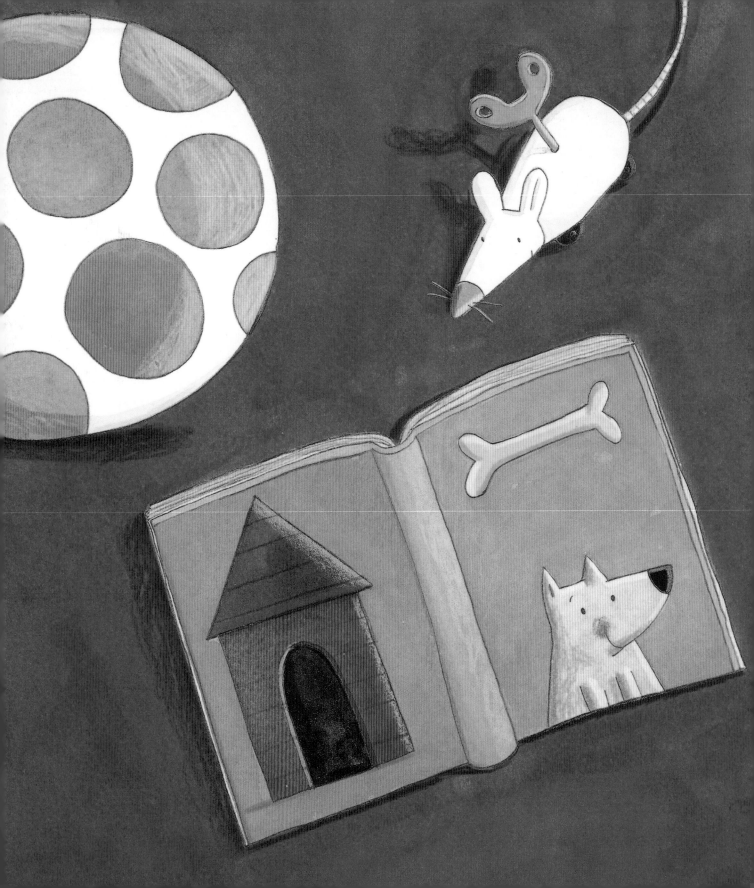

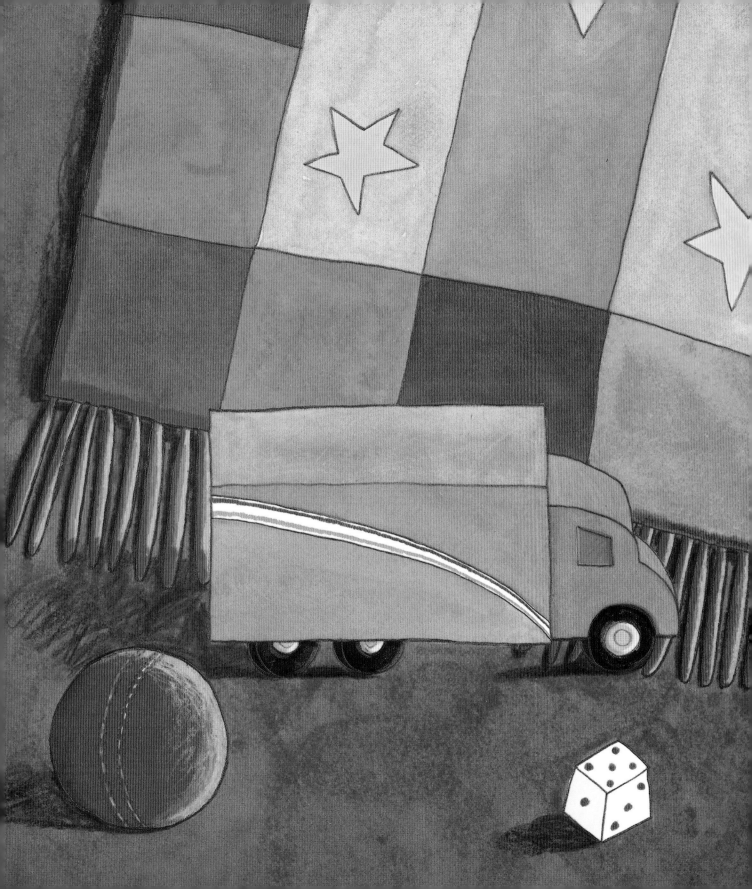

献给凯蒂和汉娜。 —— 凯瑟琳·麦克尤恩

图书在版编目（CIP）数据

身体里的科学. 细胞是如何成长的？我知道！/
（英）凯特·罗恩著；（英）凯瑟琳·麦克尤恩绘；李美
丽译. —成都：四川科学技术出版社，2022.10
ISBN 978-7-5727-0704-9

Ⅰ.①身… Ⅱ.①凯… ②凯… ③李… Ⅲ.①身体－
少儿读物 ②人体细胞学－少儿读物 Ⅳ.①R32-49

中国版本图书馆CIP数据核字(2022)第169117号

著作权合同登记图进字 21-2022-230 号

I KNOW HOW MY CELLS MAKE ME GROW
by Kate Rowan, illustrated by Katharine McEwen, Text © 1998 Walker Books Limited
Illustrations © 1999 Katharine McEwen
Published by arrangement with Walker Books Limited, London SE11 5HJ.

细胞是如何成长的？我知道！

XIBAO SHI RUHE CHENGZHANG DE? WO ZHIDAO!

著　　者	[英]凯特·罗恩			
绘　　者	[英]凯瑟琳·麦克尤恩		成品尺寸	215 mm × 235 mm
译　　者	李美丽			
出 品 人	程佳月		印　　张	2
内容策划	张　敏		印　　数	40 千
责任编辑	张浩浩			
助理编辑	张　姗　钱思佳　魏晓涵		印　　刷	河北鹏润印刷有限公司
封面设计	梁家洁		版　　次	2022 年 10 月第 1 版
责任出版	欧晓春		印　　次	2022 年 10 月第 1 次印刷
出版发行	四川科学技术出版社		定　　价	98.00 元（全 4 册）

地址：成都市锦江区三色路 238 号
邮政编码：610023
官方微博：http://weibo.com/sckjcbs
官方微信公众号：sckjcbs
传真：028-86361756

ISBN 978-7-5727-0704-9
邮　购：成都市锦江区三色路 238 号新华之星 A 座 25 层
邮政编码：610023
电　话：028-86361770

细胞是如何成长的？我知道！

[英]凯特·罗恩 著

[英]凯瑟琳·麦克尤恩 绘

李美丽 译

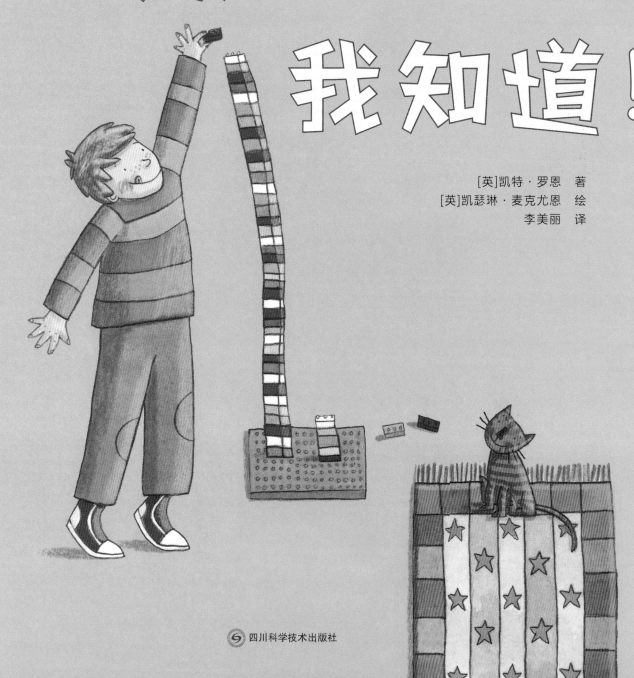

四川科学技术出版社

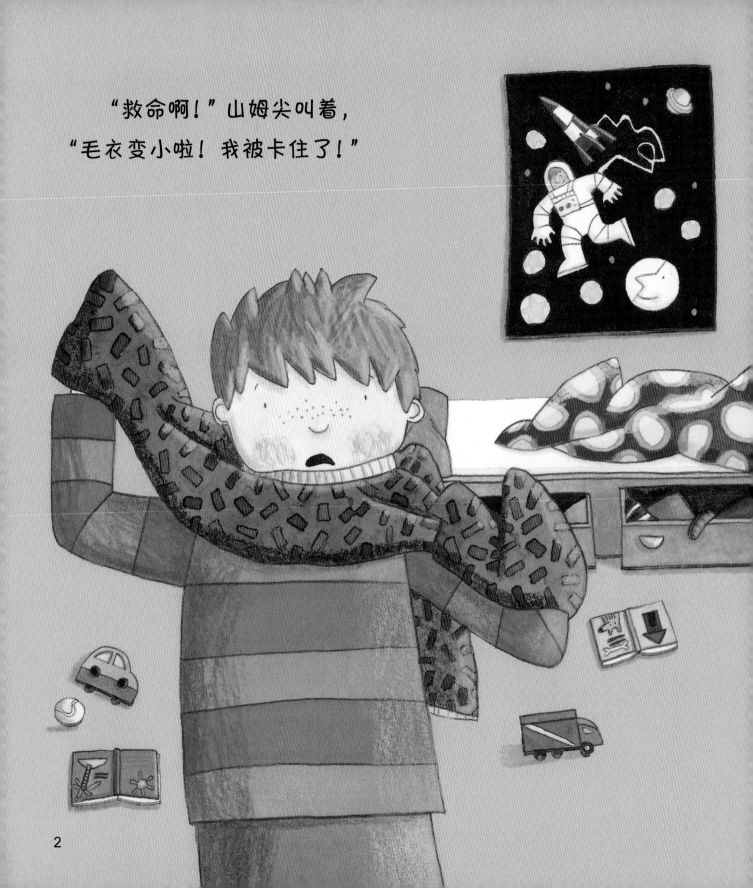

"救命啊！"山姆尖叫着，
"毛衣变小啦！我被卡住了！"

2

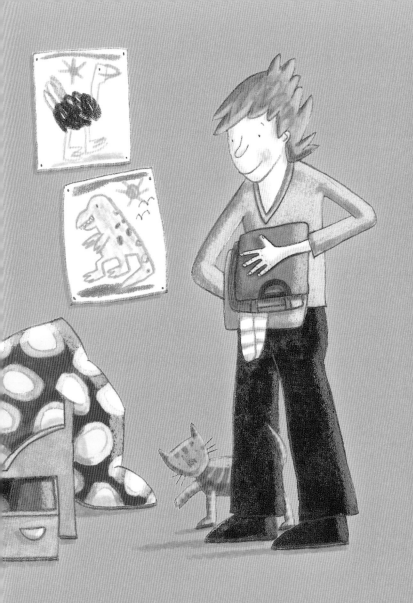
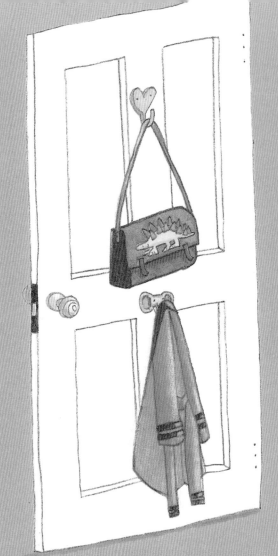

"不是毛衣变小了，是你长高了。"妈妈说，"把毛衣脱下来，过来量量身高吧。"

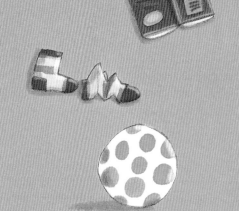

3

山姆背靠身高表站着。

"哇!"山姆扭头一看,惊讶地说,"我已经超过恐龙脖子的一半了!"

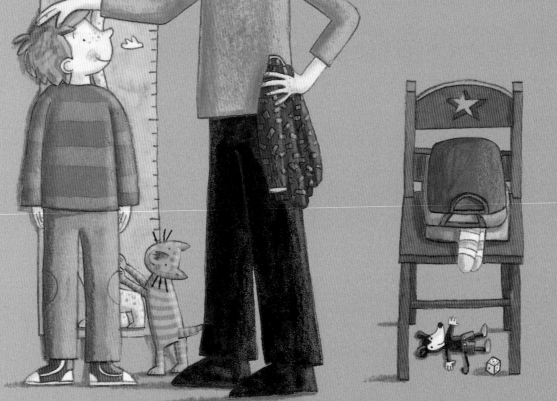

"天哪!"妈妈说,"跟上次量身高时相比,你长高了整整4厘米呢!"

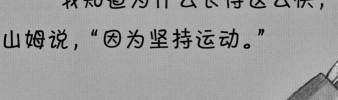

"我知道为什么长得这么快,"
山姆说,"因为坚持运动。"

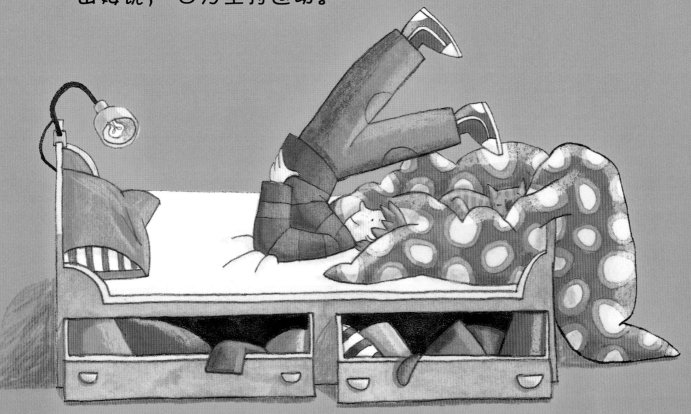

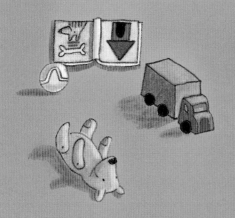

妈妈笑着说:"运动是有一些帮助,
但主要是因为你身体的各部位都在生长。
你的骨骼、肌肉和皮肤都在生长,所以你
在长大。"

5

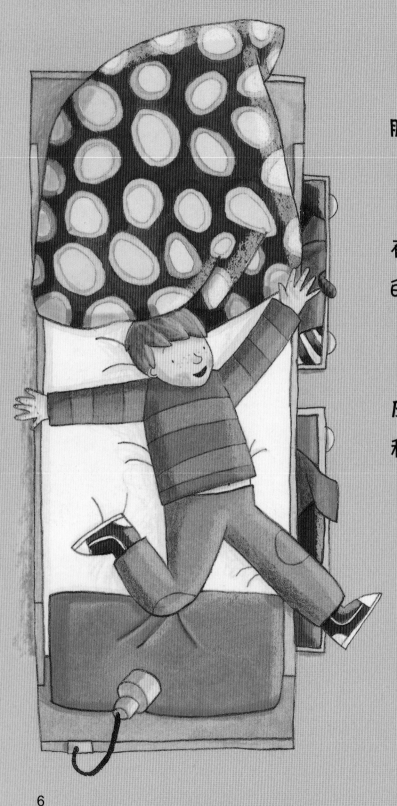

"我知道骨骼、肌肉和皮肤。"山姆说。

"骨骼可以支撑身体。没有骨骼的话，人就会软塌塌的，就像没撑起来的帐篷。"

"肌肉可以使身体活动。皮肤可以保护人体不受病菌和其他东西的侵害。"

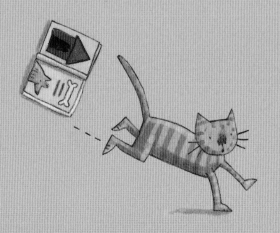

6

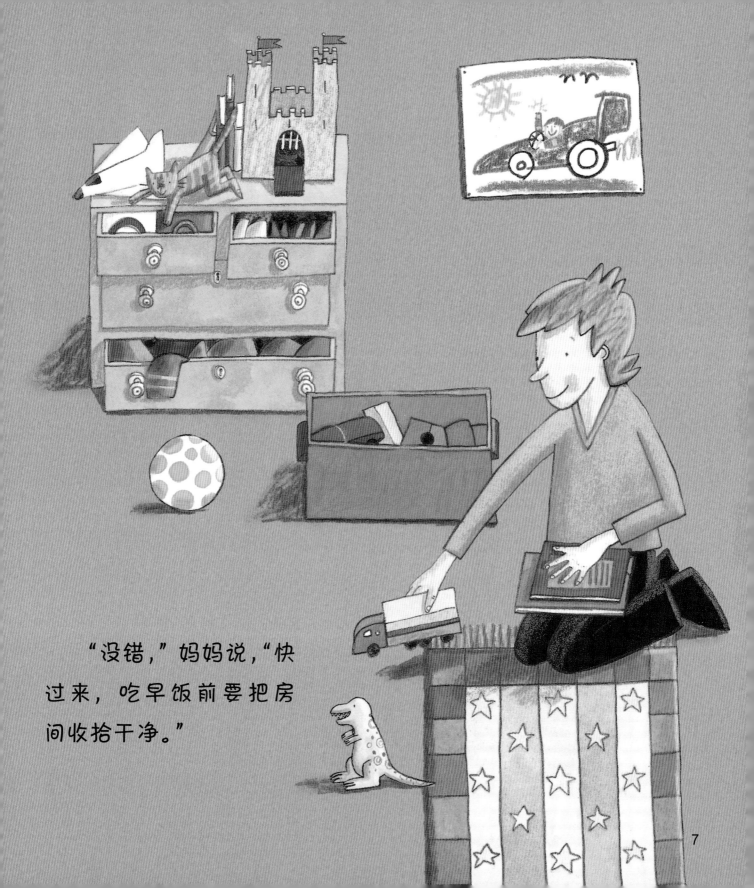

"没错，"妈妈说，"快过来，吃早饭前要把房间收拾干净。"

7

"嗯嗯，"山姆说，"可是骨骼、肌肉和皮肤是怎么生长的呢？是像橡皮筋一样撑起来吗？"

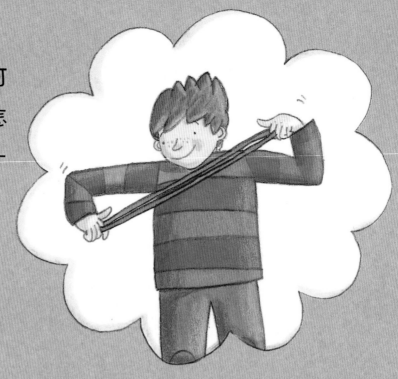

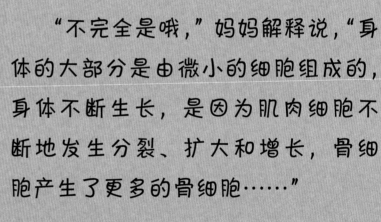

"不完全是哦，"妈妈解释说，"身体的大部分是由微小的细胞组成的，身体不断生长，是因为肌肉细胞不断地发生分裂、扩大和增长，骨细胞产生了更多的骨细胞……"

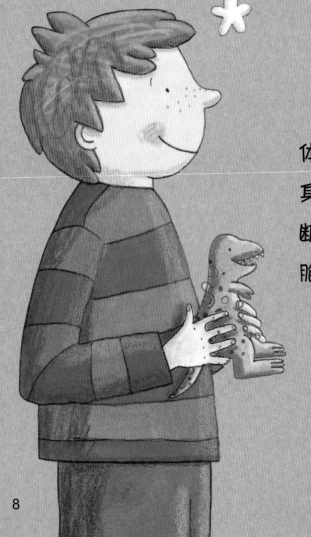

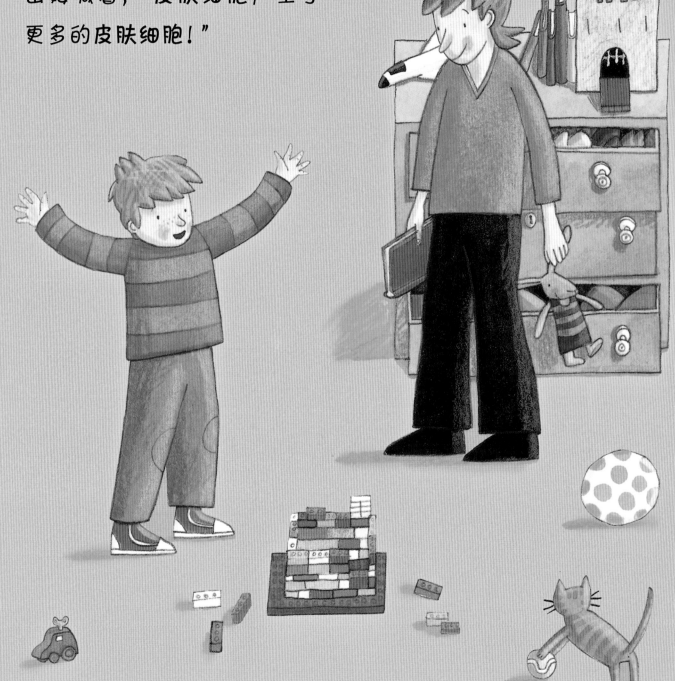

"我知道了，我知道了，"
山姆喊着，"皮肤细胞产生了
更多的皮肤细胞！"

"对，"妈妈说，"身体里有很多不同种类
的细胞，大约有 200 种，形状各异。"

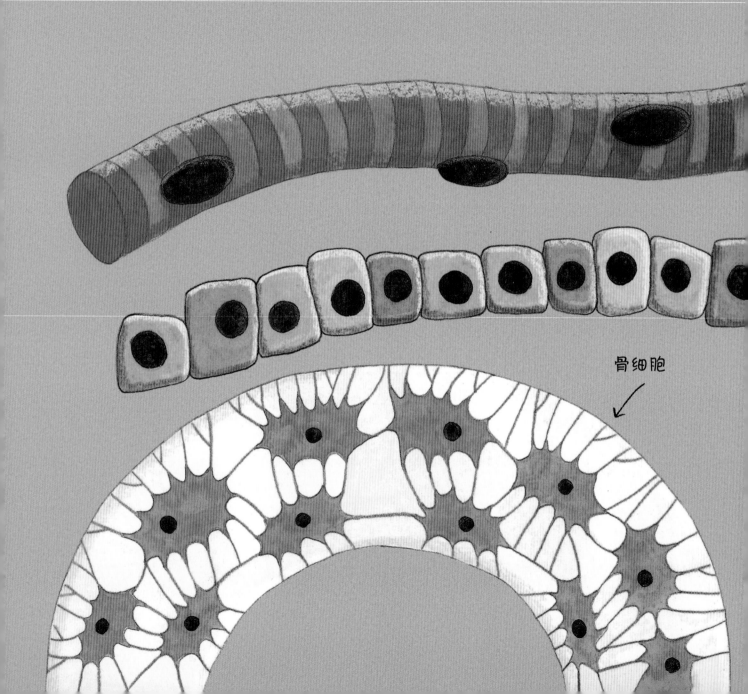

骨细胞

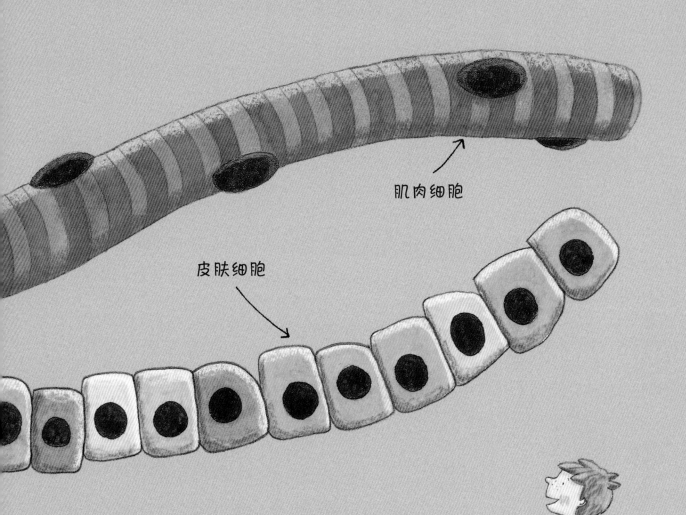

肌肉细胞

皮肤细胞

"例如，一些肌肉细胞看起来像长长的条纹，一些皮肤细胞像小立方体，还有一些骨细胞看起来就像带刺的斑点。"

11

"真不可思议呀!"山姆说,"妈妈,你是怎么知道它们的样子的?你能看到它们吗?"

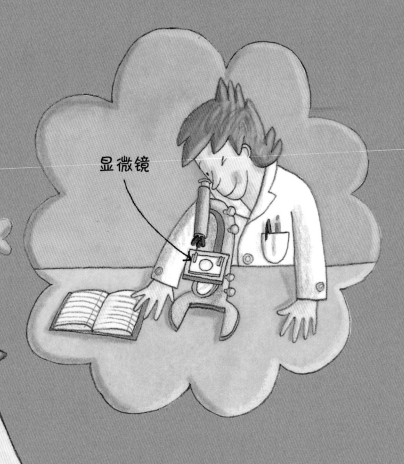

显微镜

"看到它们可没那么容易,"妈妈说,"它们太小了,单凭眼睛是看不到的,需要借助显微镜。"

妈妈接着说："不过，有一种细胞是眼睛可以直接看到的，那就是鸟蛋。比如鸵鸟蛋曾被认为是世界上最大的细胞！"

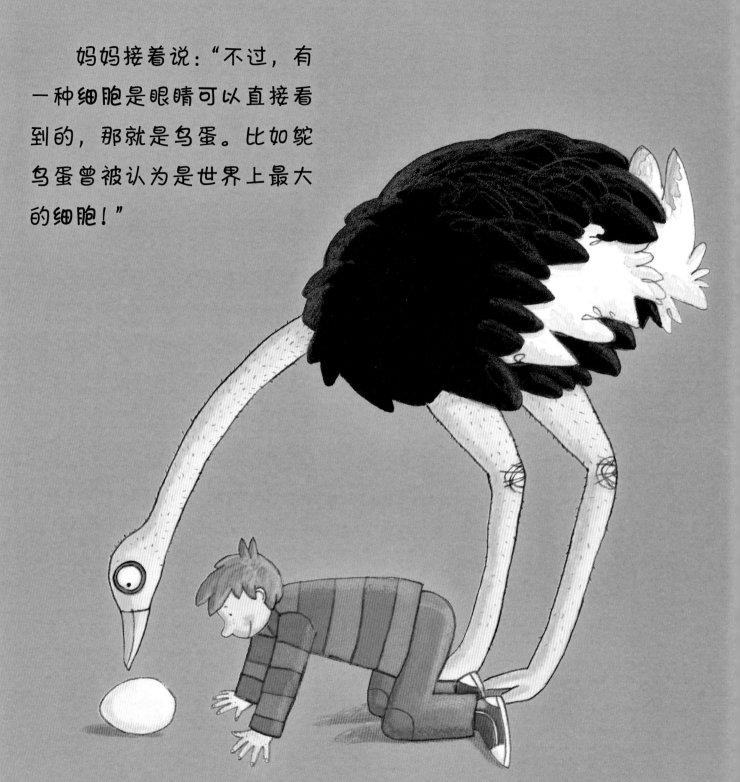

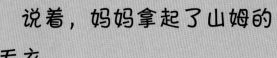

说着，妈妈拿起了山姆的
旧毛衣。

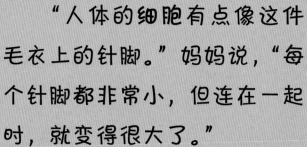

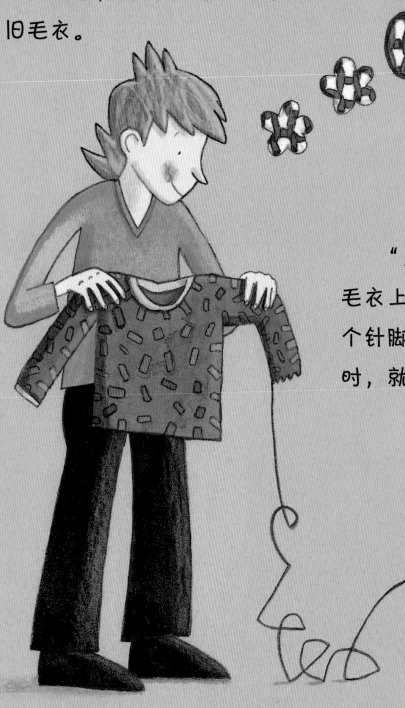

"人体的**细胞**有点像这件
毛衣上的针脚。"妈妈说，"每
个针脚都非常小，但连在一起
时，就变得很大了。"

"就像堆积木一样嘛。"
山姆说。

"是的，"妈妈说，"只不过人体的细胞比积木或针脚小很多很多。"

"哦，"山姆说，"那我的身体中一定有万亿个细胞。"

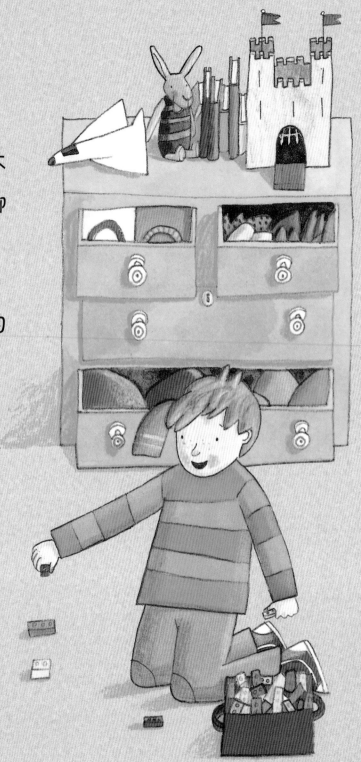
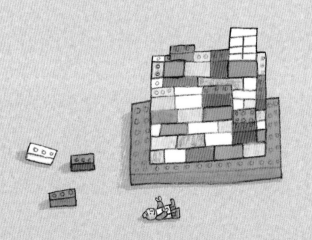

"是几十万亿哦！"妈妈说。

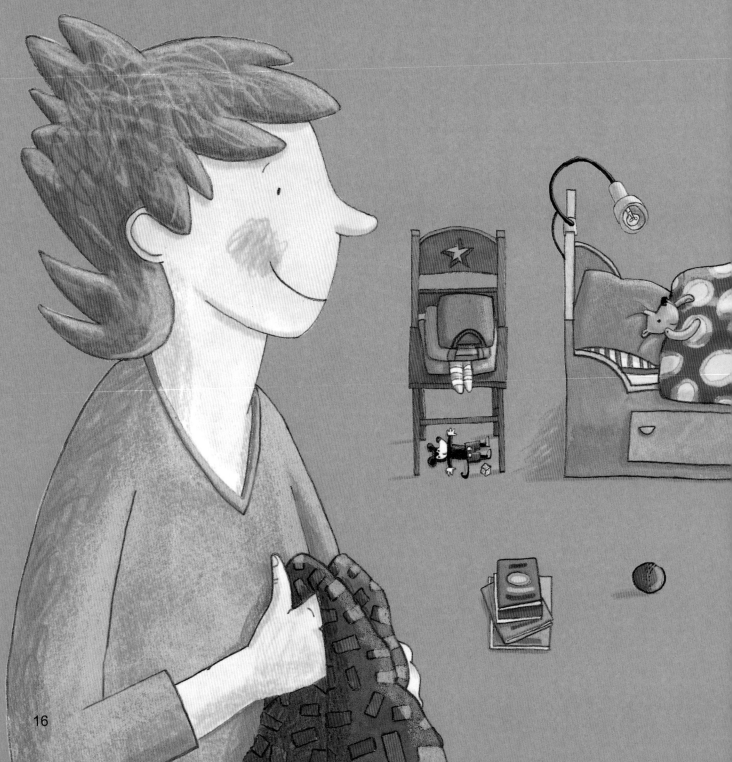

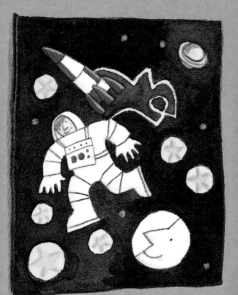

山姆盯着自己的拇指说："可我还是不明白身体到底是如何产生这么多细胞的。它们是从哪儿来的呢？"

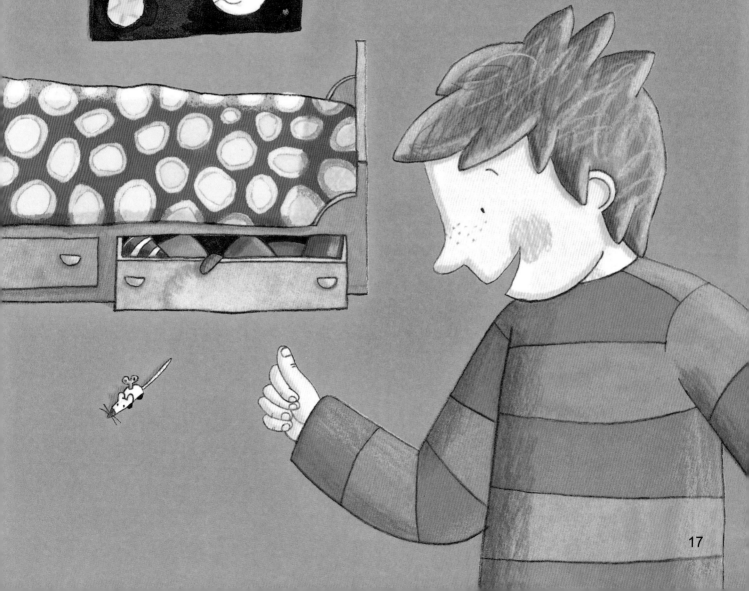

妈妈说："细胞能够自我复制。它们非常聪明，会先长大一点，然后一分为二。"

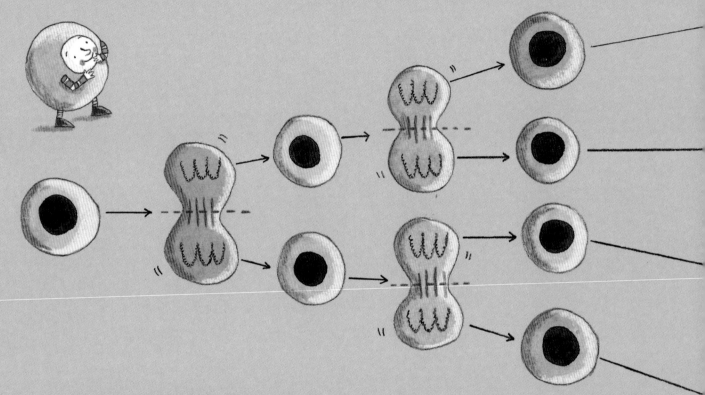

"这两个新细胞继续生长，直至可以分裂。"

"它们会分裂成四个细胞，"山姆说，"二乘二等于四。"

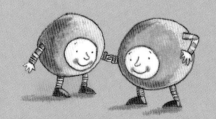

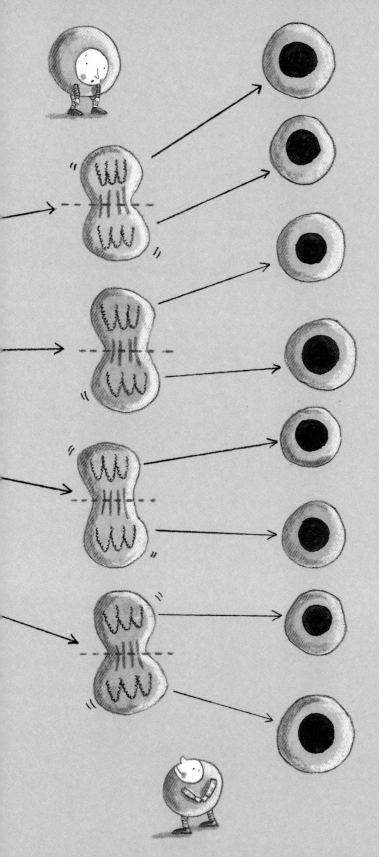

妈妈笑着说："那接下来呢？二乘四等于多少？"

"八！"山姆大声回答。

"很好，"妈妈说，"那二乘八呢？"

"等于很多。"山姆咧嘴一笑，"妈妈，细胞会一直分裂，产生越来越多的新细胞吗？"

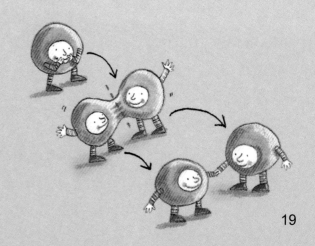

19

"有些会，"妈妈说，"但有些细胞会衰老、死亡，所以身体需要产生新的细胞来代替它们。

"例如，人体每天会失去上亿个**皮肤细胞**。这些细胞是被衣服磨擦掉的，被洗掉的，还有很多是自行脱落的。

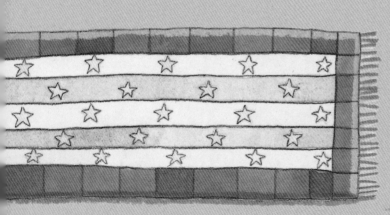

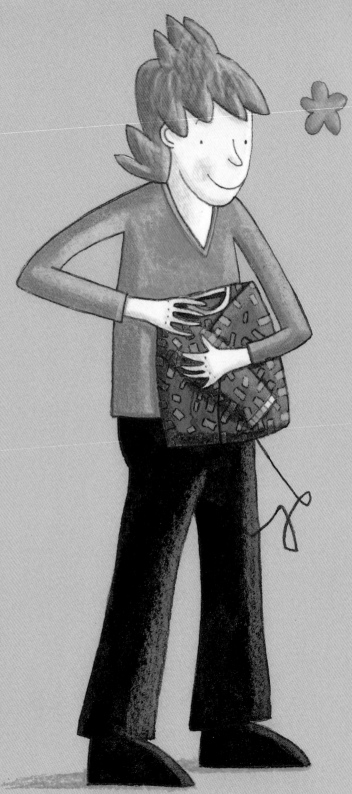

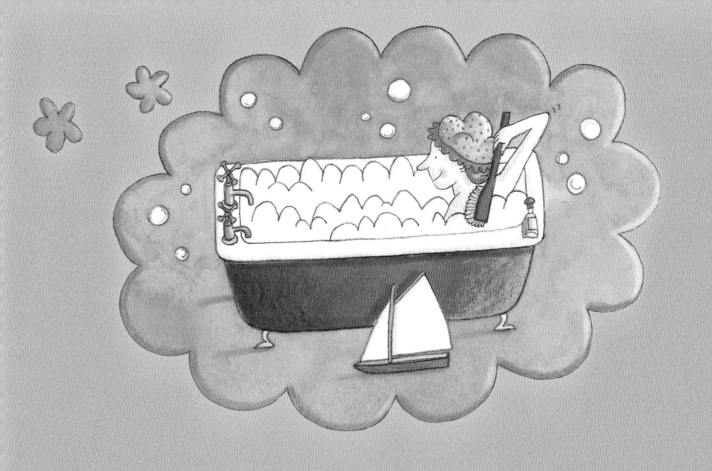

"但并非所有细胞都会一直分裂、产生更多的新细胞，否则我们的身体就会一直生长下去了！

"比如，当你长到十七八岁的时候，骨细胞就会放慢生长，几乎停止产生新细胞，那时你就不会再长高了。"

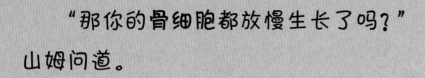

"那你的骨细胞都放慢生长了吗？"
山姆问道。

妈妈笑了笑说："嗯，
妈妈肯定不会再长高了！"

"我希望我所有的骨
细胞都能继续生长，"山
姆说，"那样我就能和霸
王龙一样高啦！"

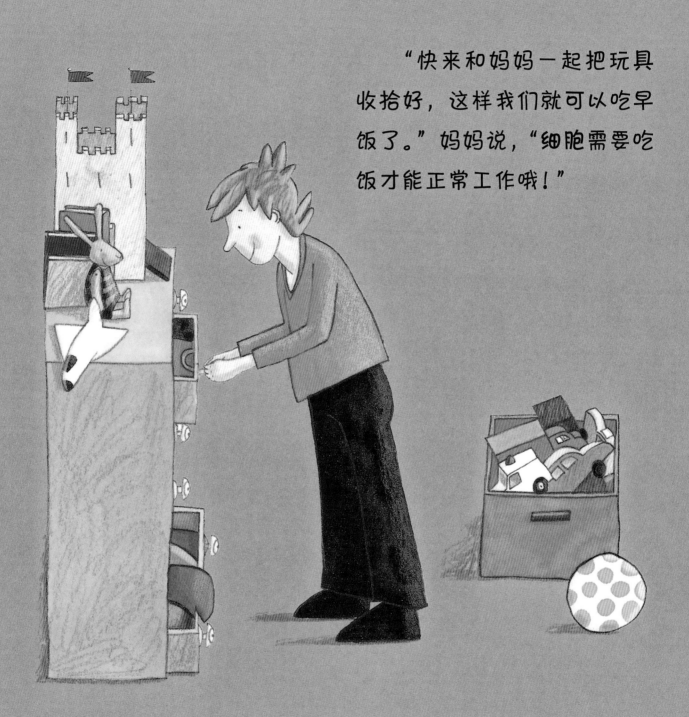

"快来和妈妈一起把玩具收拾好，这样我们就可以吃早饭了。"妈妈说，"细胞需要吃饭才能正常工作哦！"

说着，妈妈关上了抽屉。

23

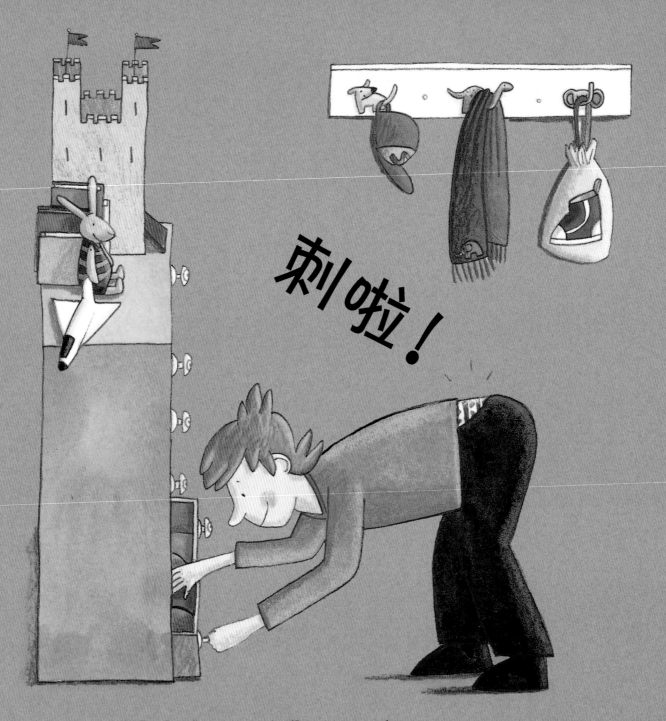

刺啦！

"妈妈！"山姆笑得上气不接下气，
"你的裤子撑破啦！"

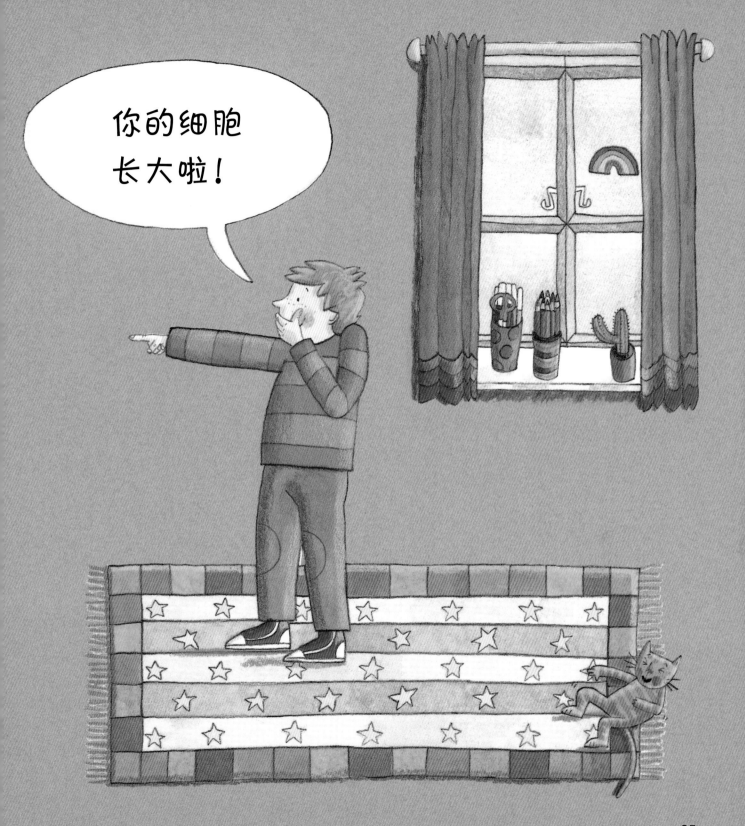

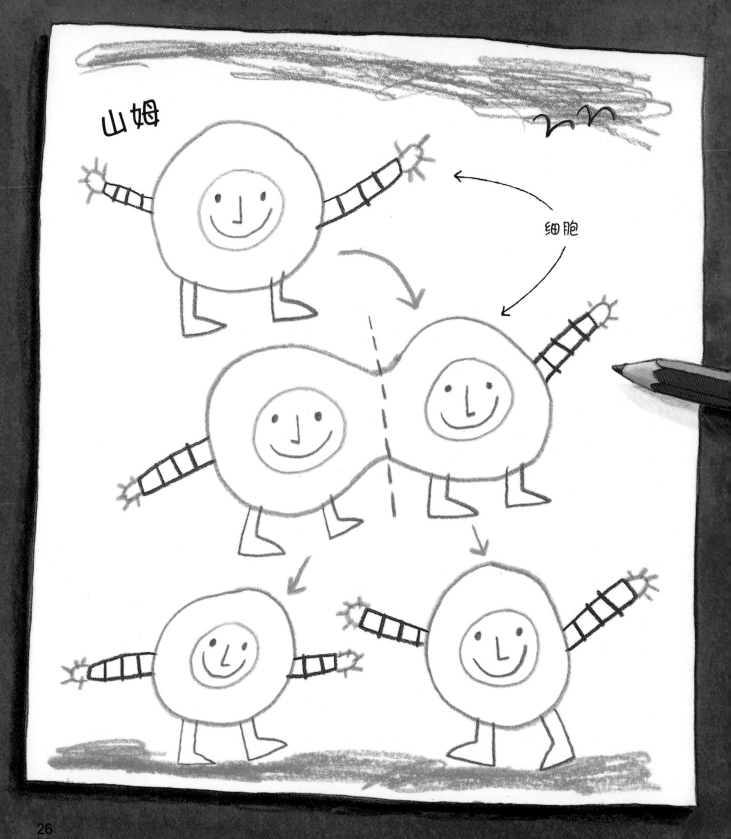

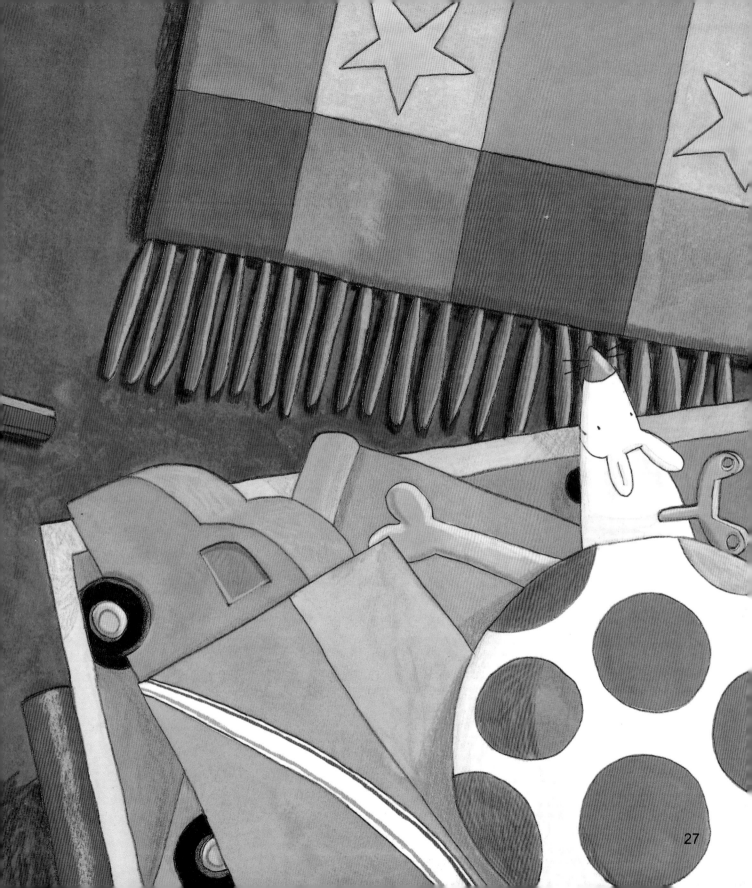

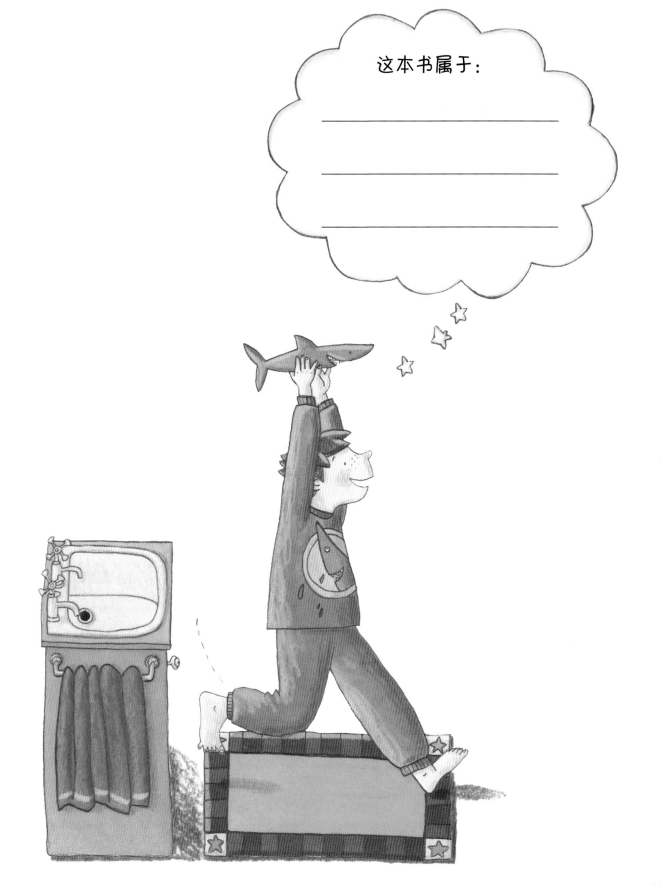

这本书属于：

_____

_____

_____

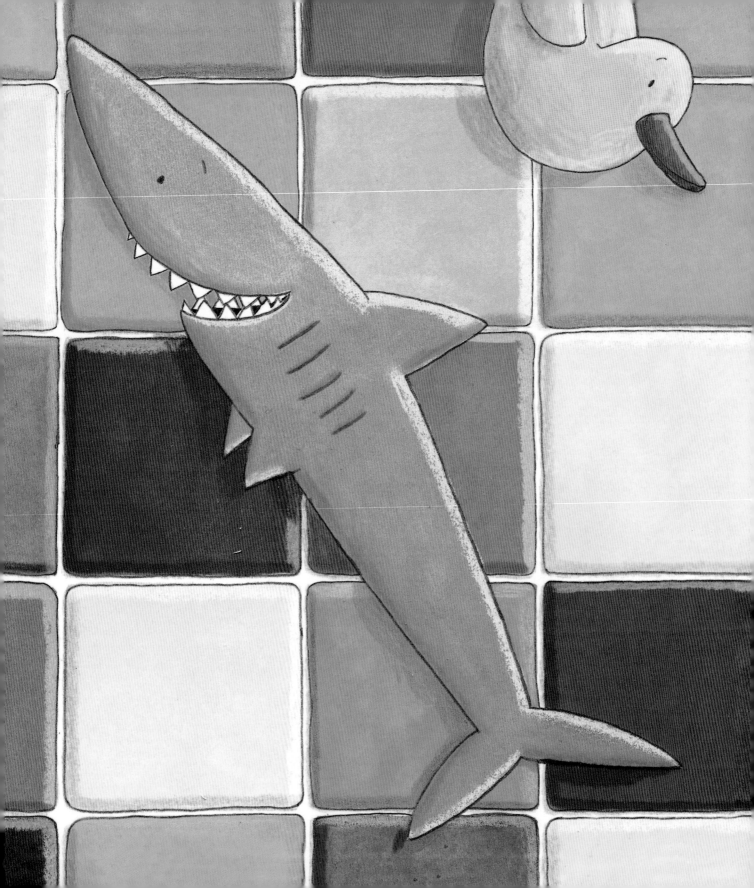

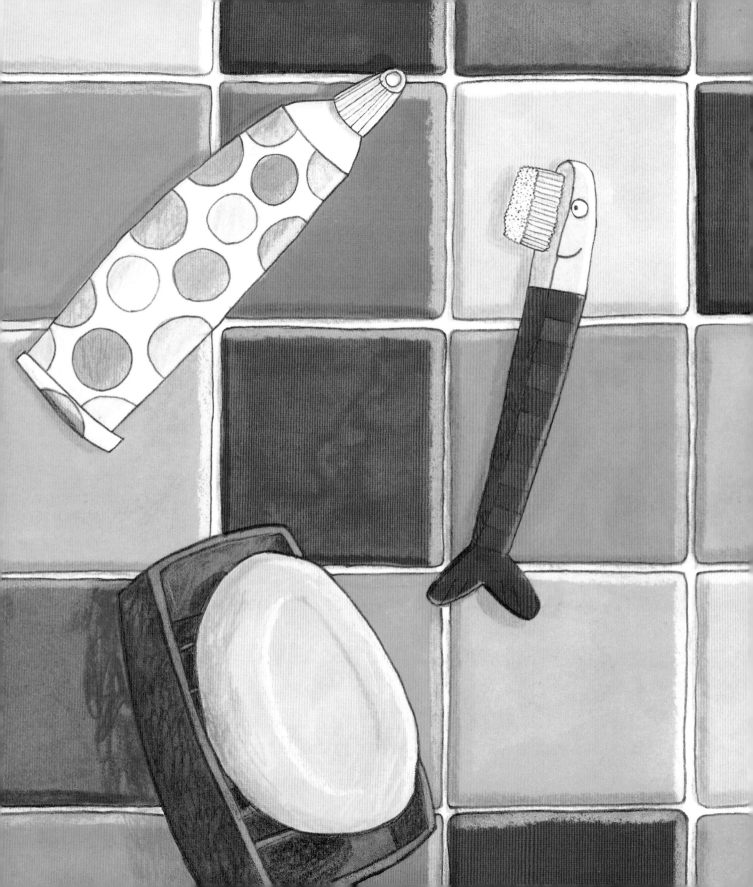

献给凯思。——凯瑟琳·麦克尤恩

图书在版编目（CIP）数据

身体里的科学. 为什么要刷牙？我知道！/（英）凯特·罗恩著;（英）凯瑟琳·麦克尤恩绘；李美丽译
. —成都：四川科学技术出版社, 2022.10
ISBN 978-7-5727-0704-9

Ⅰ.①身… Ⅱ.①凯…②凯…③李… Ⅲ.①人体
少儿读物②牙–保健–少儿读物 Ⅳ.①R32-49
②R788-49

中国版本图书馆CIP数据核字(2022)第169116号

著作权合同登记图进字 21-2022-230 号

为什么要刷牙？我知道！
WEISHENME YAO SHUAYA? WO ZHIDAO!

著　　者　[英]凯特·罗恩
绘　　者　[英]凯瑟琳·麦克尤恩　　成品尺寸　215 mm×235 mm
译　　者　李美丽
出 品 人　程佳月　　　　　　　　印　张　2
内容策划　张敏　　　　　　　　　印　数　40千
责任编辑　张敏
助理编辑　张滟滟
封面设计　梁家洁　钱思佳　魏晓涵　　印　刷　河北鹏润印刷有限公司
责任出版　欧晓春　　　　　　　　　版　次　2022 年 10 月第 1 版
出版发行　四川科学技术出版社　　　印　次　2022 年 10 月第 1 次印刷
　　　　　　　　　　　　　　　　　定　价　98.00 元（全 4 册）
地址：成都市锦江区三色路 238 号
邮政编码：610023
官方微博：http://weibo.com/sckjcbs
官方微信公众号：sckjcbs
传真：028-86361756

ISBN 978-7-5727-0704-9
邮　购：成都市锦江区三色路 238 号新华之星 A 座 25 层
邮政编码：610023
电　话：028-86361770

为什么要刷牙？我知道！

[英]凯特·罗恩　著

[英]凯瑟琳·麦克尤恩　绘

李美丽　译

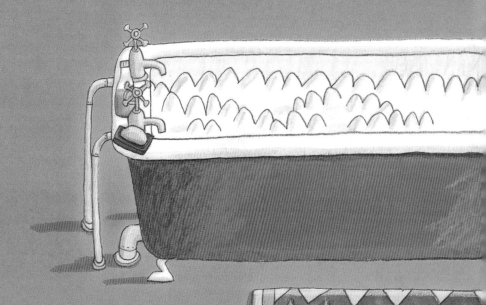

四川科学技术出版社

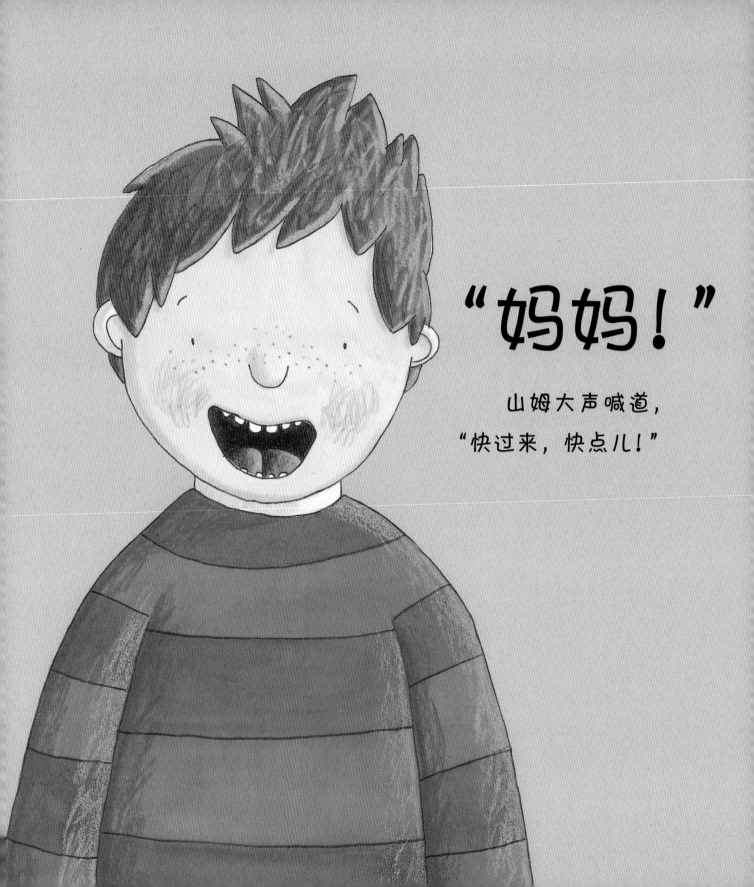

"妈妈！"

山姆大声喊道，
"快过来，快点儿！"

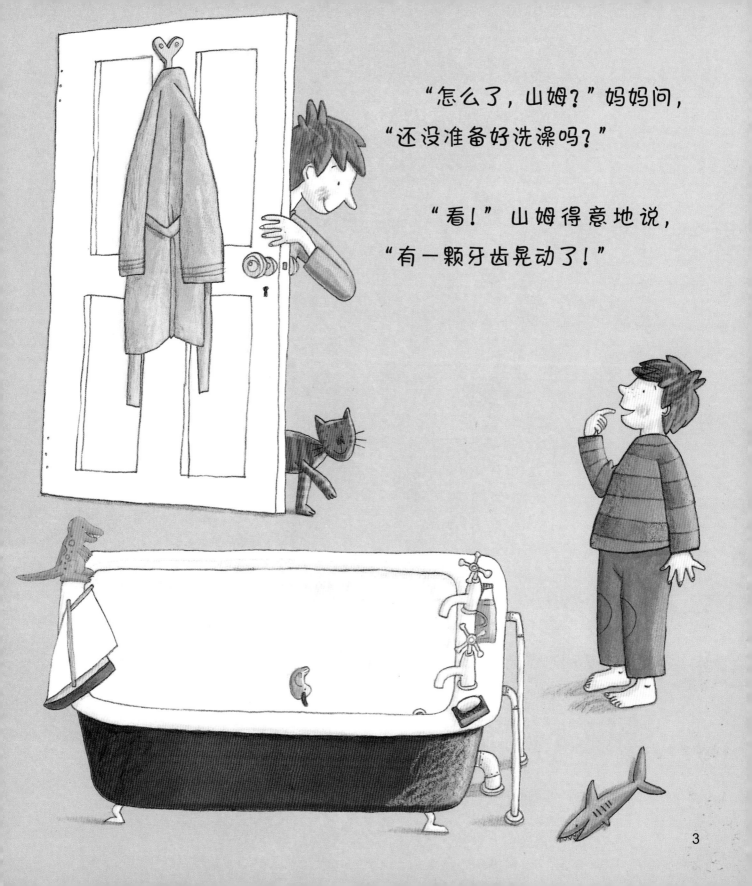

"怎么了，山姆？"妈妈问，
"还没准备好洗澡吗？"

"看！"山姆得意地说，
"有一颗牙齿晃动了！"

3

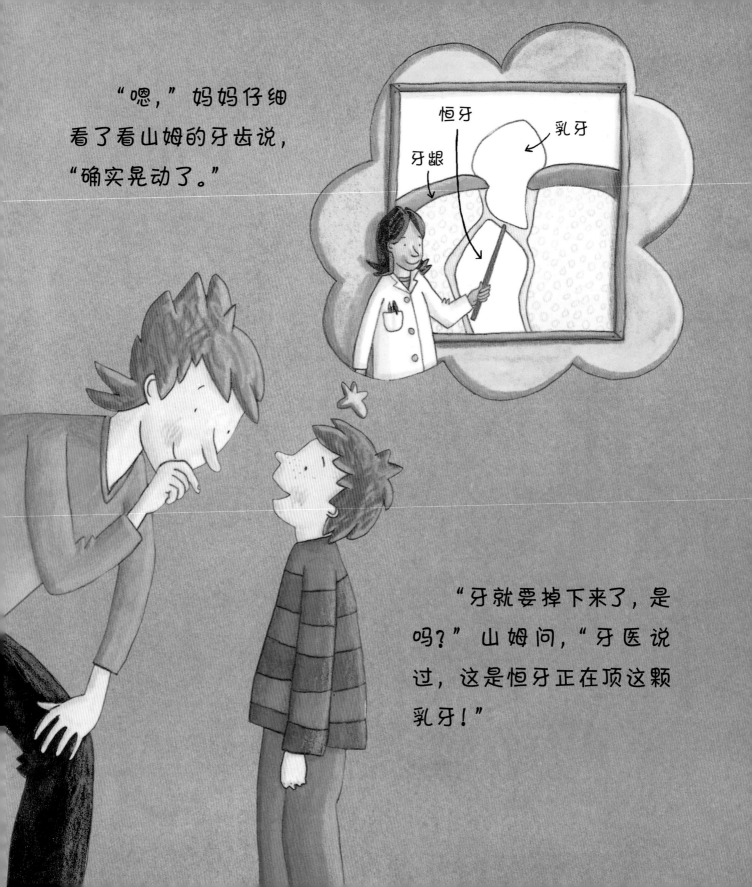

"嗯，"妈妈仔细看了看山姆的牙齿说，"确实晃动了。"

恒牙

乳牙

牙龈

"牙就要掉下来了，是吗？"山姆问，"牙医说过，这是恒牙正在顶这颗乳牙！"

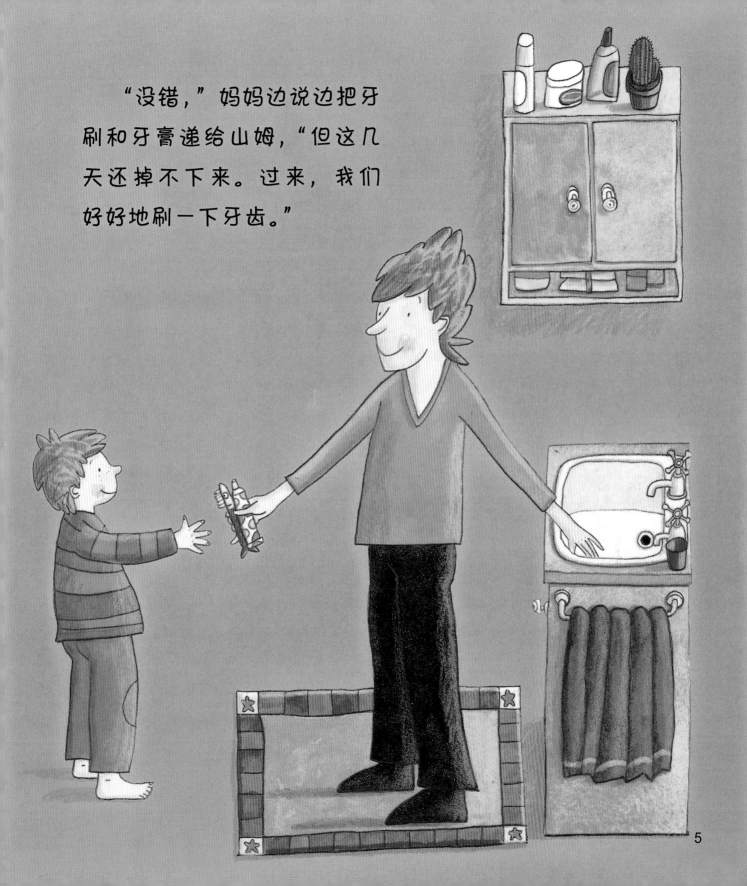

"没错，"妈妈边说边把牙刷和牙膏递给山姆，"但这几天还掉不下来。过来，我们好好地刷一下牙齿。"

5

妈妈皱着眉头说:"山姆,牙膏挤太多了!还记得牙医是怎么说的吗?"

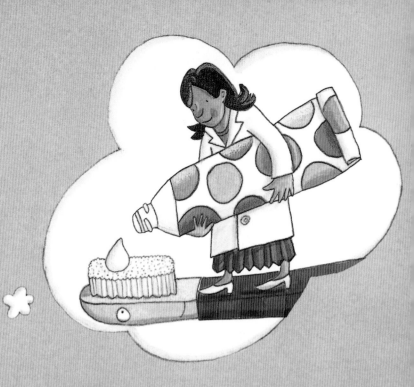

"我知道,我知道,"山姆说,"只需挤豌豆大小,因为牙膏里含有什么物,挤一点点就可以了。"

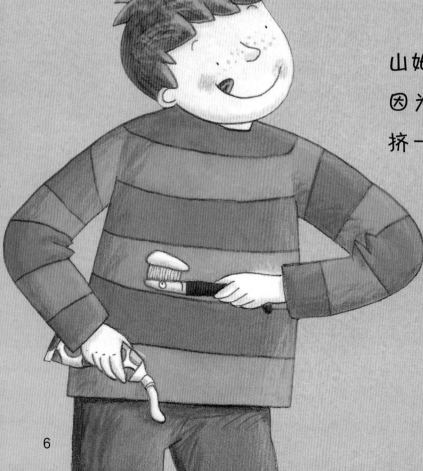

"氟化物。"妈妈说道。

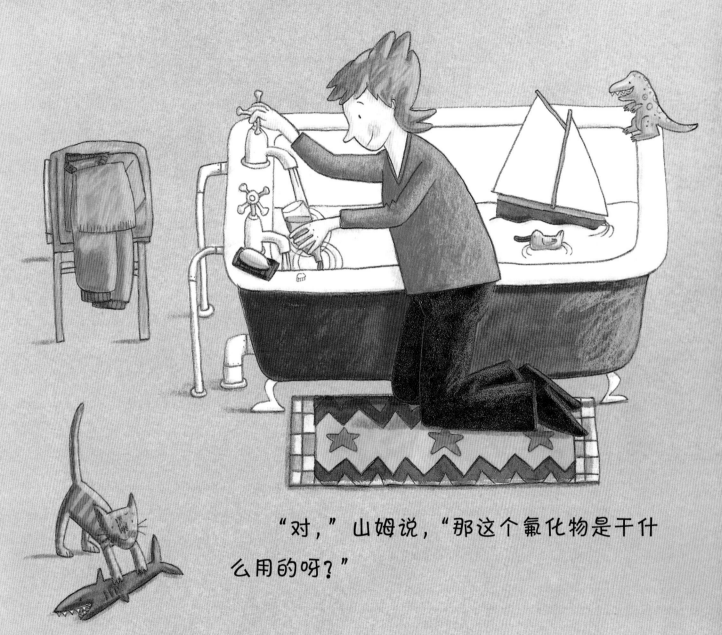

"对,"山姆说,"那这个氟化物是干什么用的呀?"

"它可以帮助强健牙齿,预防牙洞。"妈妈解释道。

7

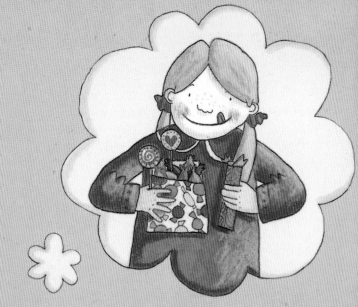

"我的牙齿很结实，"山姆说，"而且没有牙洞。我的同学乔迪有牙洞，她妈妈说是因为她吃了太多糖果。"

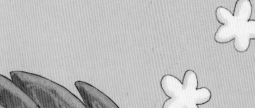

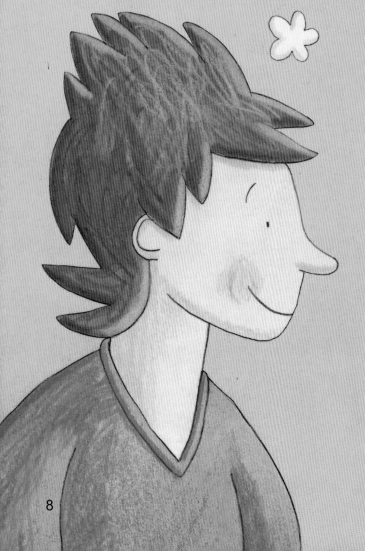

"我想也是，"妈妈说，"可怜的乔迪。不过，不仅仅只有糖果会让人有牙洞，餐间的甜饮料和甜食对牙齿也不好哦，尤其是不经常刷牙的话。这就是为什么要正确刷牙，而且一天至少要刷两次。"

"我知道怎么正确刷牙，"山姆说，"牙医教过我：张大嘴，上牙表面与内面从牙龈处从上往下刷，下牙表面与内面从牙龈处从下往上刷，牙齿的咬合面来回刷。看，像这样刷。"

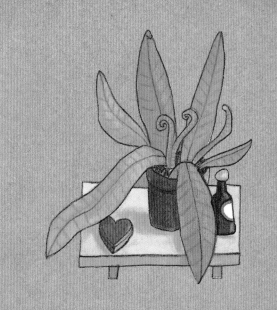

"很棒！"妈妈说，"别忘了刷完牙后，还要用清水漱口哦！"

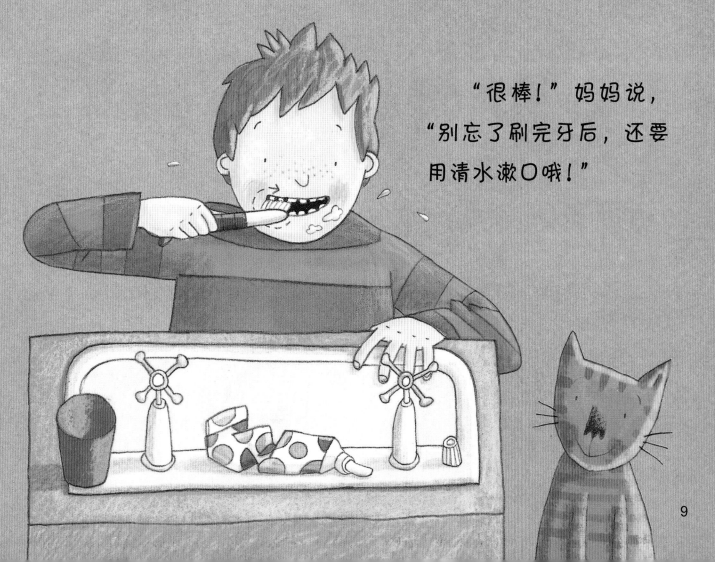

9

山姆对着镜子，仔细观察着牙齿。"为什么刷牙能预防牙洞呢？"

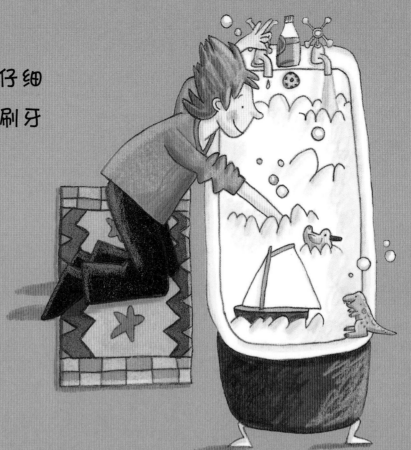

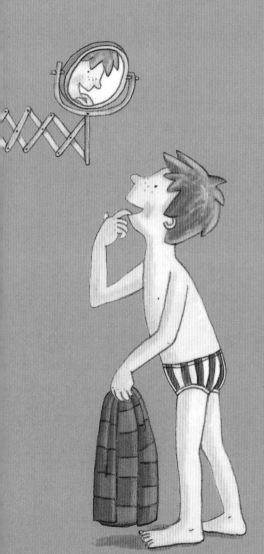

"因为吃东西的时候，会有食物残渣粘在牙齿表面或卡在牙缝里。"妈妈说。

"如果不把它们刷掉，就会滋生细菌，形成黏性物质堆积在牙齿上。"

"这种黏性物质叫作**牙菌斑**，"妈妈解释说，"牙菌斑中的细菌以食物残渣中的糖分为食，进而产生一种酸性的强刺激性液体，这种液体会侵蚀牙齿外部，在牙齿上留下洞。"

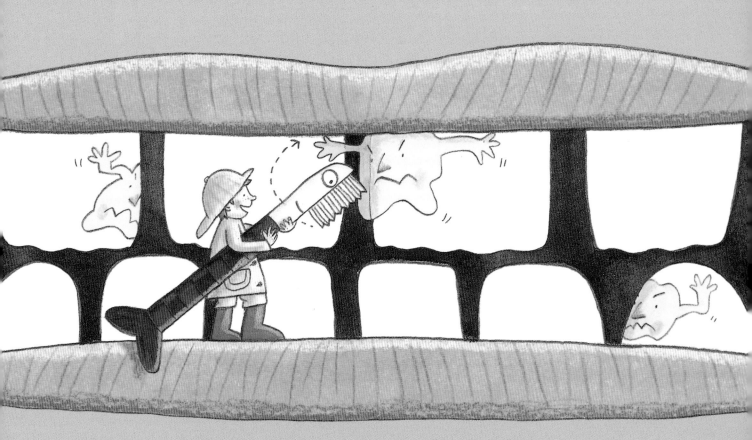

"哦，"山姆边说边爬进浴缸，
"那牙齿是分层的吗？"

"是的。"妈妈说。

"外层半透明、乳白色的钙化组织是牙釉质，非常坚硬，就像盔甲一样。事实上，牙釉质是身体最坚硬的部分！"

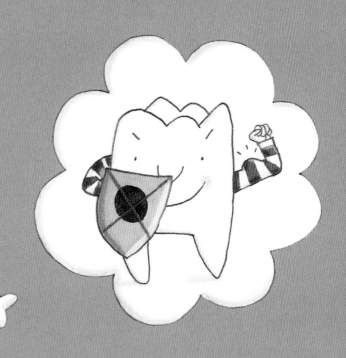

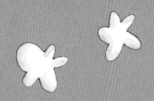

"另外，"妈妈补充说，"在牙釉质下面是牙本质，再往下就是牙髓。牙髓柔软、黏稠，里面有许多细小的血管和神经。"

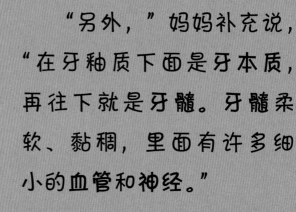

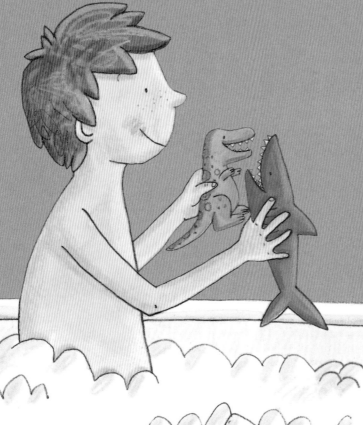

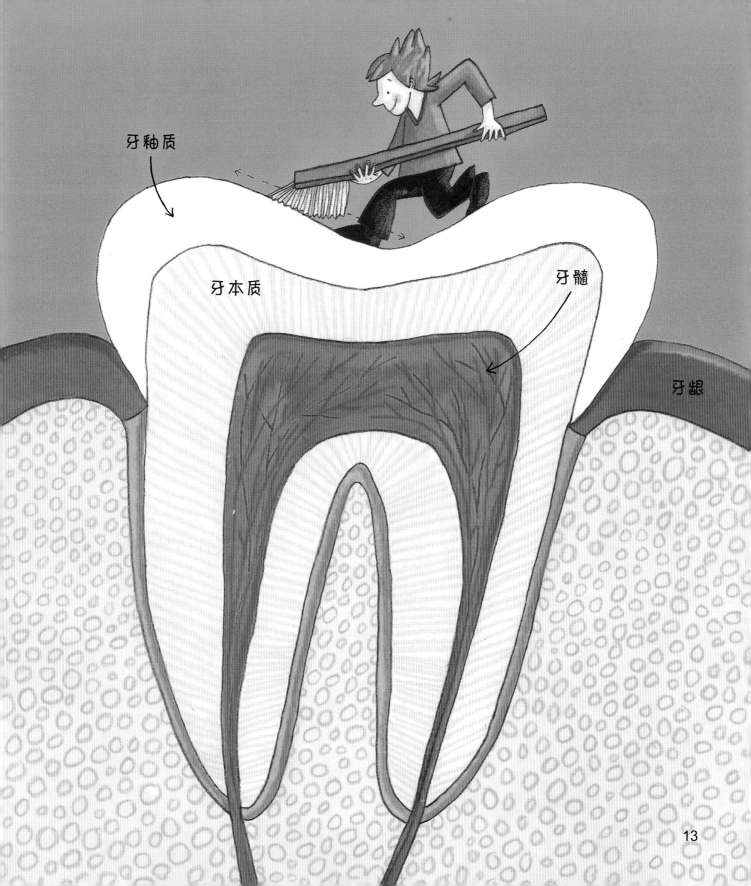

牙釉质

牙本质

牙髓

牙龈

13

"我知道什么是**神经**,"山姆说,"当我摸某个东西的时候,神经会告诉我这个东西是热的还是凉的。"

"那是神经的作用之一。"妈妈解释说,"当有东西伤害我们时,神经也会告诉我们,就像那次我的牙齿上出现了一个洞,神经就通过牙痛的方式告诉我。"

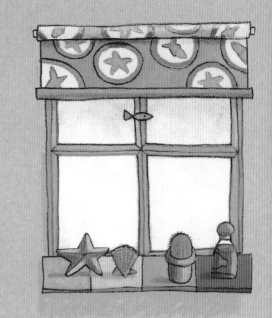

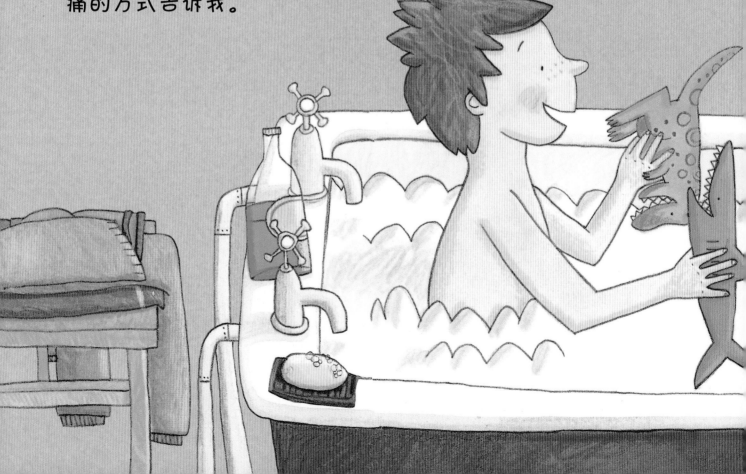

山姆做了个鬼脸。"哎呀！我希望我永远不会牙痛。"

妈妈笑着说："我也希望，所以保护牙齿很重要。人只会长出一副恒牙，而且会伴随我们一生。"

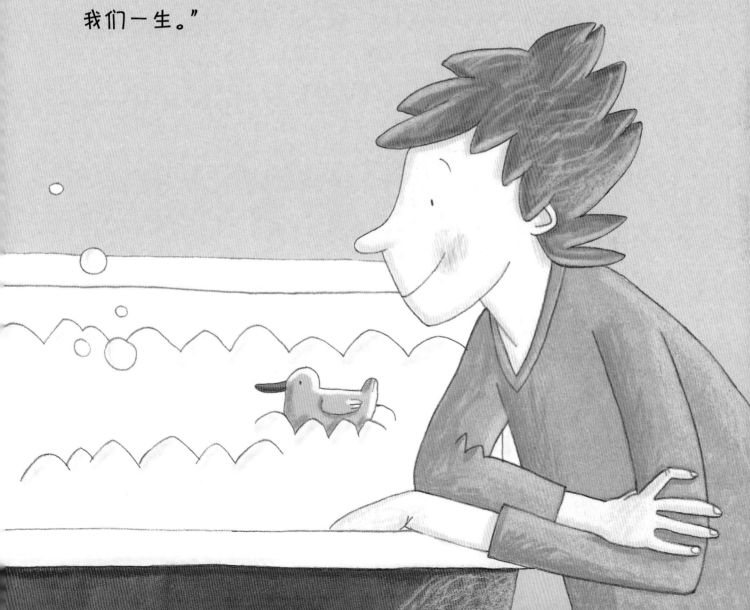

"那所有乳牙都会掉下来吗？"山姆问道。

"是呀，"妈妈说，"但不是一
下子全掉光。你总共有二十颗乳
牙。在接下来的几年，它们会一
颗一颗地掉下来。"

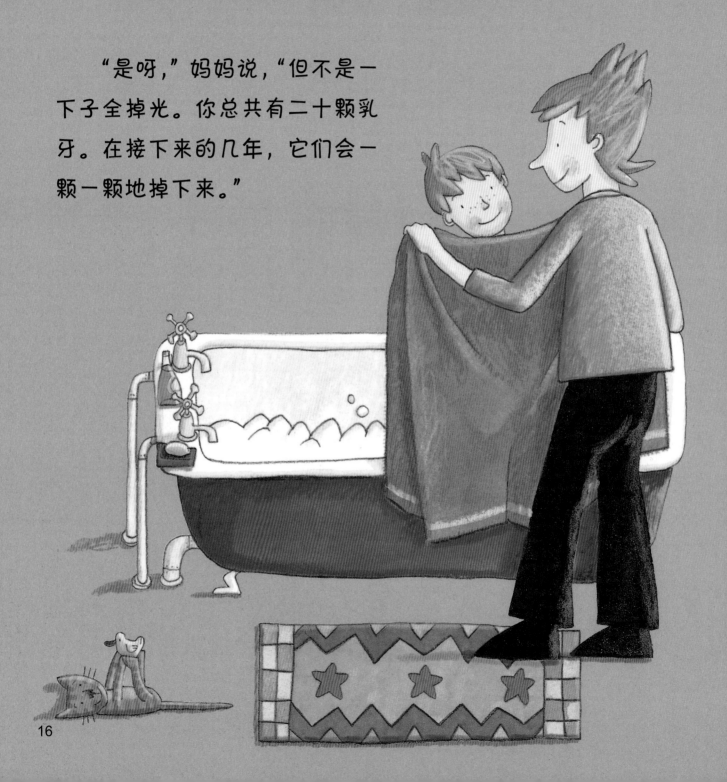

"我知道为什么叫乳牙了，"山姆说，"因为在我还是婴儿的时候，它们就开始生长了。我现在已经不是婴儿了，所以恒牙就长出来了，对吗？"

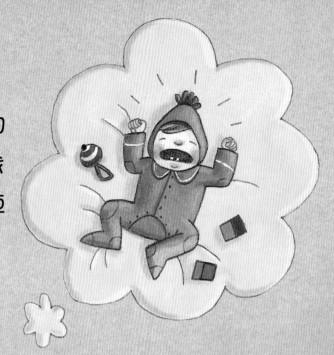

"没错，"妈妈说，"人会长出大约32颗恒牙。13岁的时候，大部分牙齿都会长出来。直到你再长大一点，才会长出最后几颗牙齿，也就是**智齿**。"

山姆点了点头："等我完全长大。"

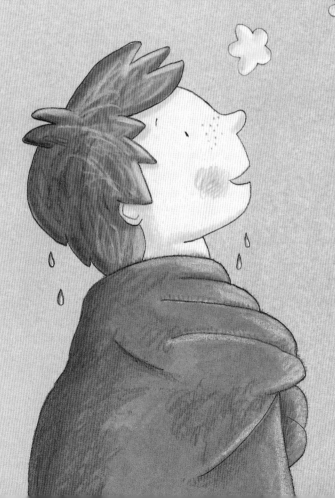

"那为什么叫智齿呢?"山姆问道。

"因为长智齿的时候,你就长得更大、更有智慧了!"妈妈说,"你知道吗? 其他牙齿也有名字。"

"是吗?"山姆问,"比如说呢?"

上牙和下牙
中间各有 **4**
颗切牙

"嗯，前面的牙齿是**切牙**，"
妈妈说，"可以像剪刀一样把食物
切断。旁边尖尖的是**尖牙**，也叫
犬牙，用来撕咬食物。后面扁平
的是**磨牙**，用来咀嚼和磨碎食物。"

上牙和下牙
两侧各有 **2**
颗磨牙

上下切牙
两侧各有 **1**
颗尖牙

8 颗切牙 + **8** 颗磨牙 + **4** 颗尖牙 = **20** 颗乳牙

山姆穿上了睡衣。

"叫犬牙是因为它尖尖的，像小狗的牙齿一样吗？"

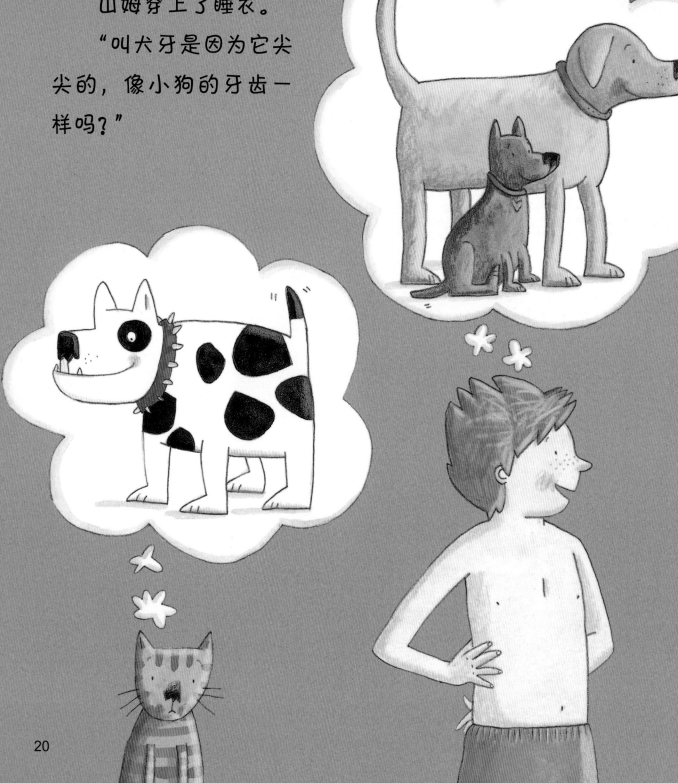

"应该是的。"妈妈说，
"犬是狗的另一种叫法。"

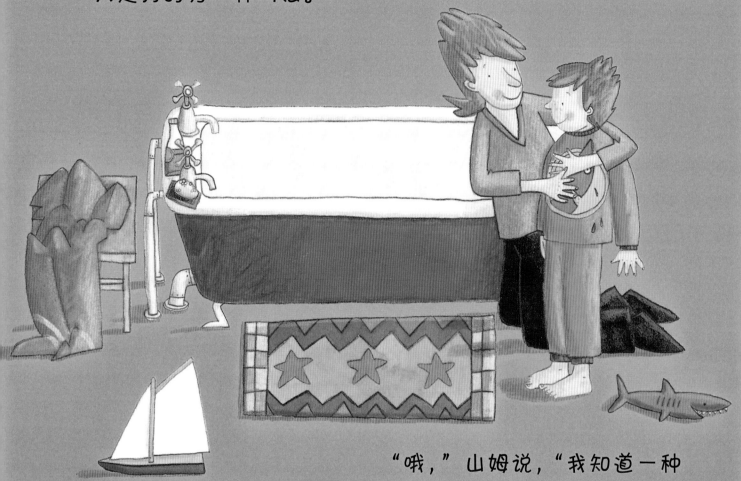

"哦，"山姆说，"我知道一种
动物有成百上千颗牙齿。"

妈妈笑着说："是吗？那是什
么动物？"

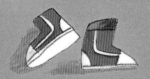

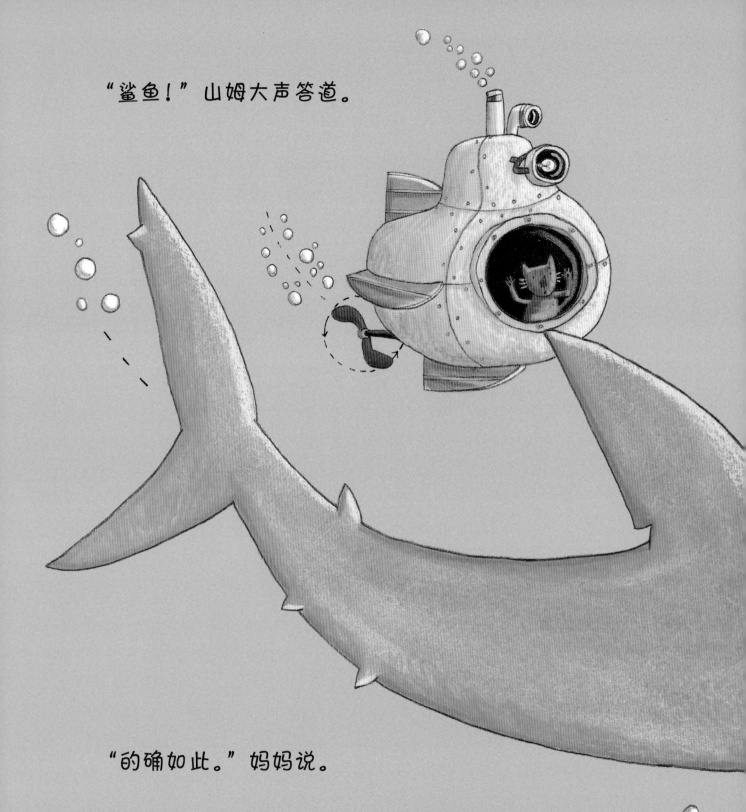

"鲨鱼！"山姆大声答道。

"的确如此。"妈妈说。

22

"你知道吗？"妈妈接着说，"鲨鱼在狼吞虎咽地吃东西时，总会有一些牙齿掉下来，但它们一生都在不断地长出新牙齿。"

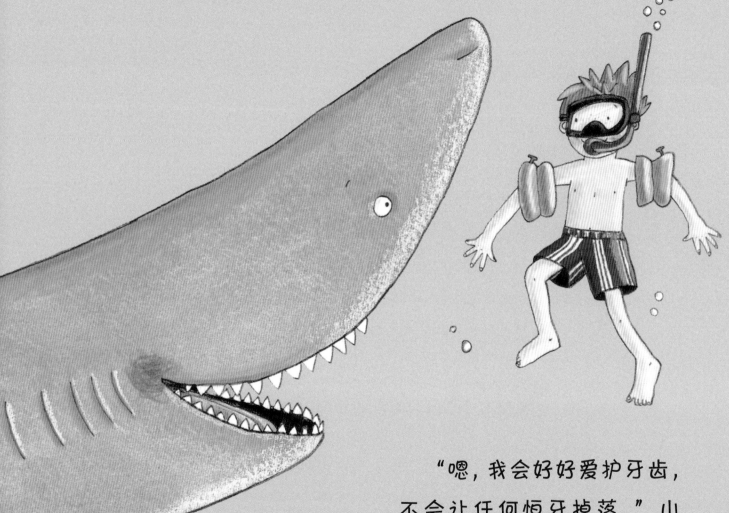

"嗯，我会好好爱护牙齿，不会让任何恒牙掉落。"山姆坚定地说。

23

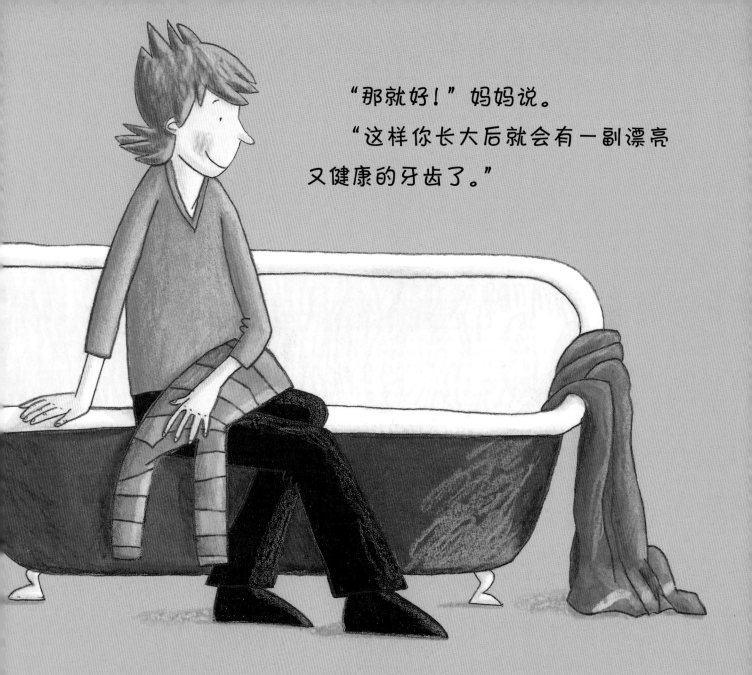

"那就好！"妈妈说。

"这样你长大后就会有一副漂亮又健康的牙齿了。"

山姆咧嘴一笑："可以更好地吃东西喽……"

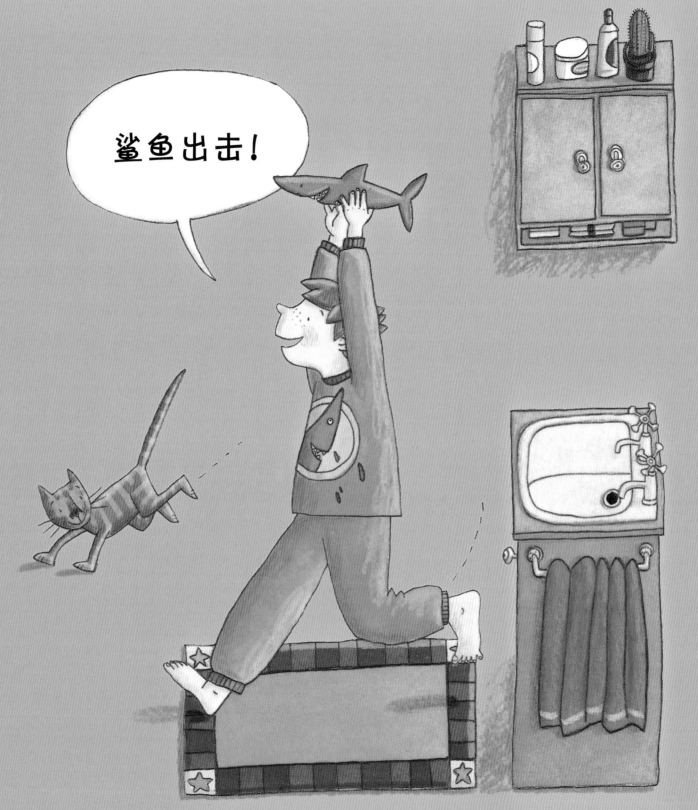

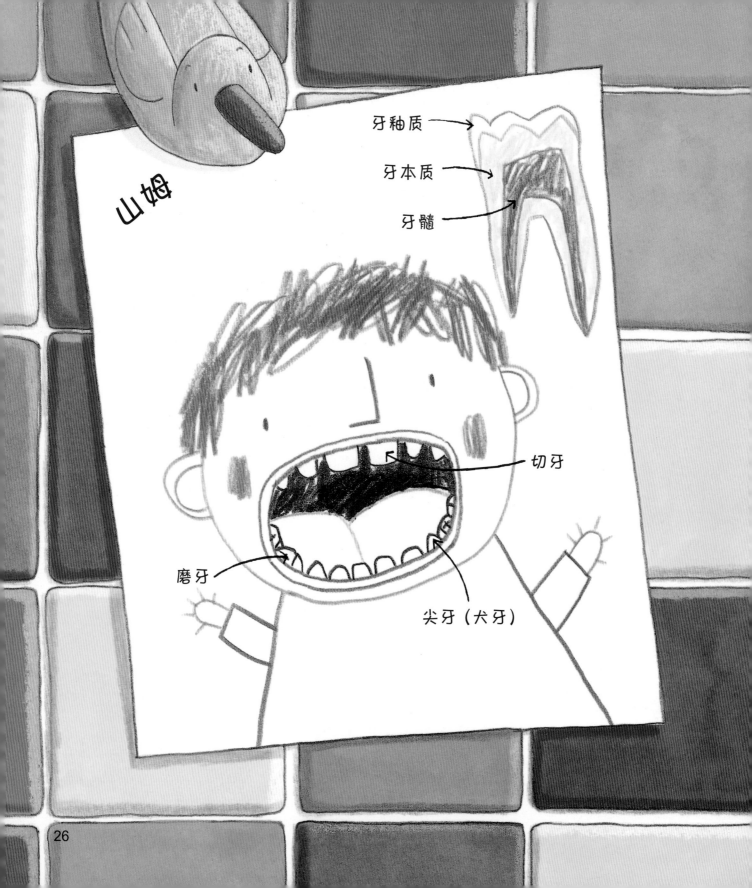

山姆

牙釉质

牙本质

牙髓

切牙

磨牙

尖牙（犬牙）

26

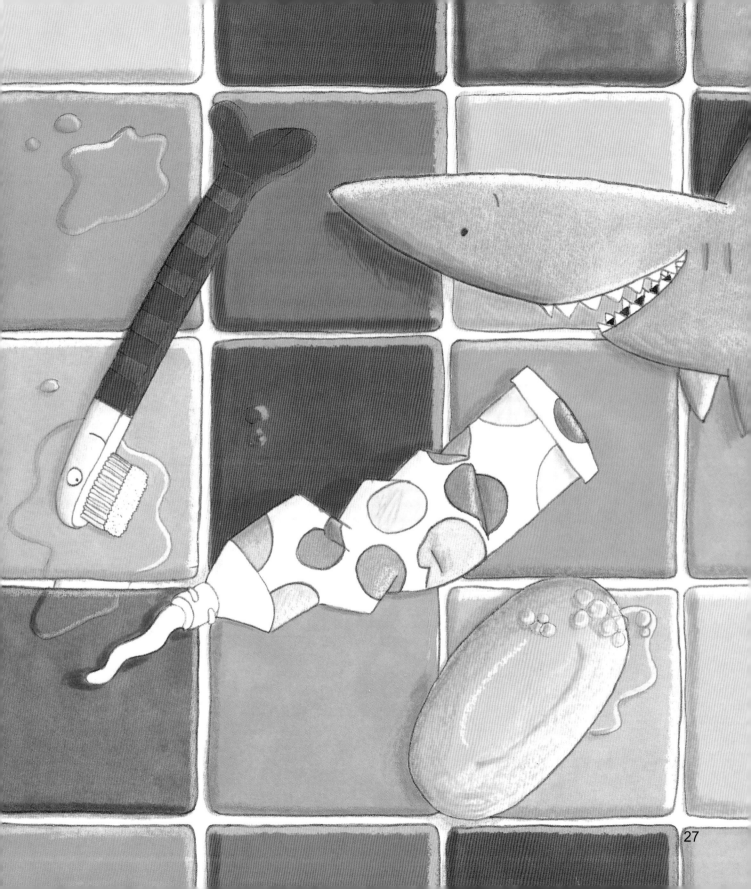

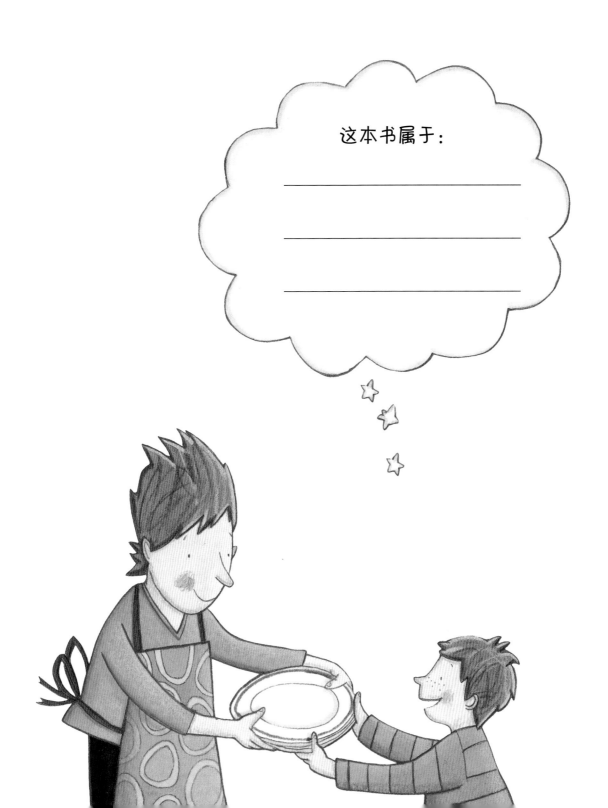

这本书属于：

_____

_____

_____

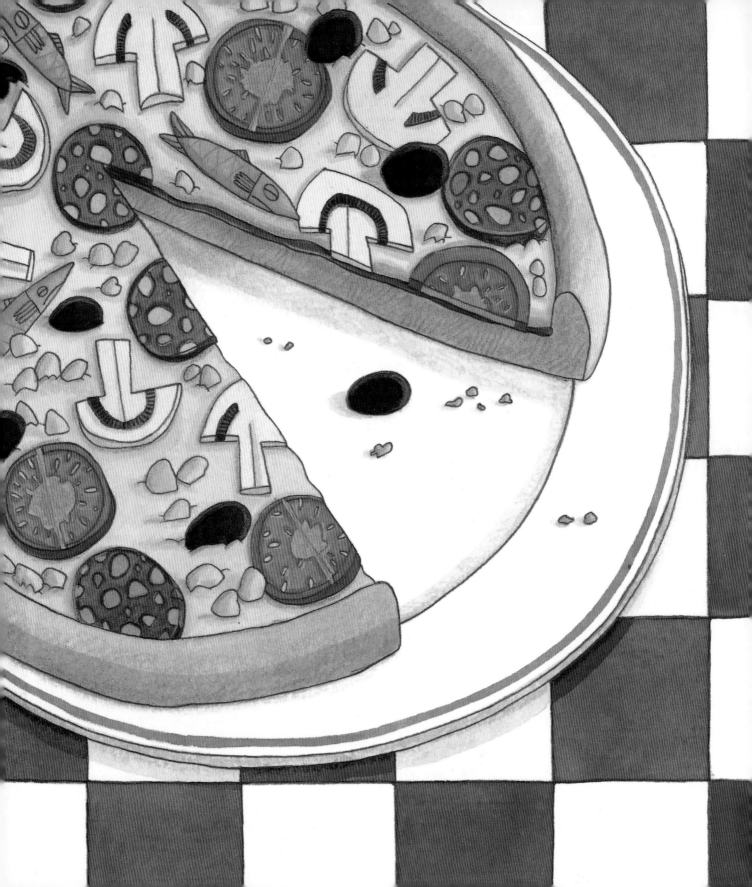

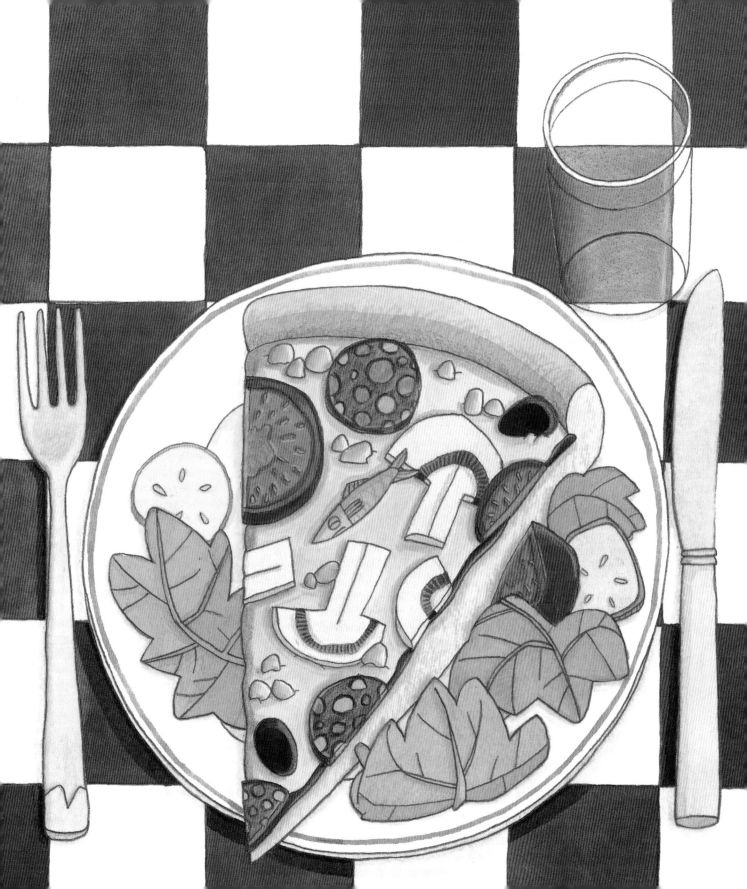

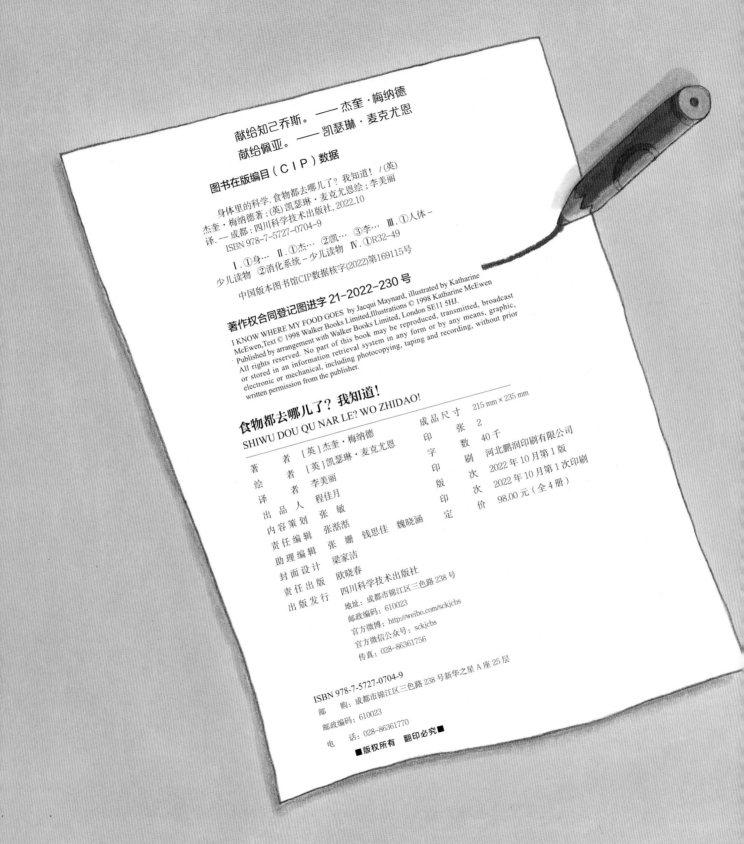

献给知己乔斯。——杰奎·梅纳德
献给佩亚。——凯瑟琳·麦克尤恩

图书在版编目（CIP）数据

身体里的科学. 食物都去哪儿了? 我知道! /（英）
杰奎·梅纳德著;（英）凯瑟琳·麦克尤恩绘; 李美丽
译. —成都 : 四川科学技术出版社, 2022.10
ISBN 978-7-5727-0704-9

Ⅰ.①身… Ⅱ.①杰… ②凯… ③李… Ⅲ.①人体 -
少儿读物 ②消化系统 - 少儿读物 Ⅳ.①R32-49

中国版本图书馆CIP数据核字(2022)第169115号

著作权合同登记图进字 21-2022-230 号

食物都去哪儿了? 我知道!
SHIWU DOU QU NAR LE? WO ZHIDAO!

著　者	[英]杰奎·梅纳德		成品尺寸	215 mm×235 mm	
			印　张	2	
绘　者	[英]凯瑟琳·麦克尤恩		字　数	40千	
			印　刷	河北鹏润印刷有限公司	
译　者	李美丽		版　次	2022 年 10 月第 1 版	
出 品 人	程佳月		印　次	2022 年 10 月第 1 次印刷	
内容策划	张　敏		定　价	98.00 元（全 4 册）	
责任编辑	张滟滟				
助理编辑	张　姗　钱思佳　魏晓涵				
封面设计	梁家洁				
责任出版	欧晓春				
出版发行	四川科学技术出版社				

地址: 成都市锦江区三色路 238 号
邮政编码: 610023
官方微博: http://weibo.com/sckjcbs
官方微信公众号: sckjcbs
传真: 028-86361756

ISBN 978-7-5727-0704-9

邮　购: 成都市锦江区三色路 238 号新华之星 A 座 25 层
邮政编码: 610023
电　话: 028-86361770

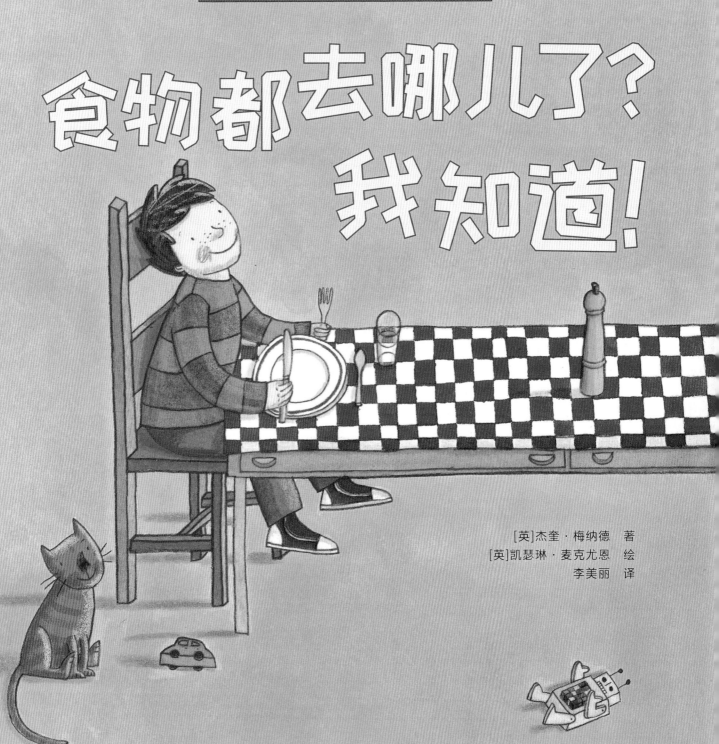

食物都去哪儿了？
我知道！

[英]杰奎·梅纳德 著
[英]凯瑟琳·麦克尤恩 绘

李美丽 译

四川科学技术出版社

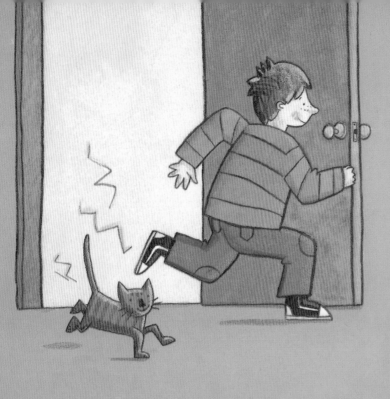

山姆冲进厨房说："妈妈，午饭吃什么呀？我快饿死啦！"

"嗯……让我想想，"妈妈开玩笑地回答，"红烧蛞蝓？一盘美味的酱汁烤蚯蚓？"

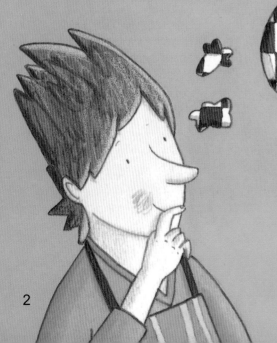

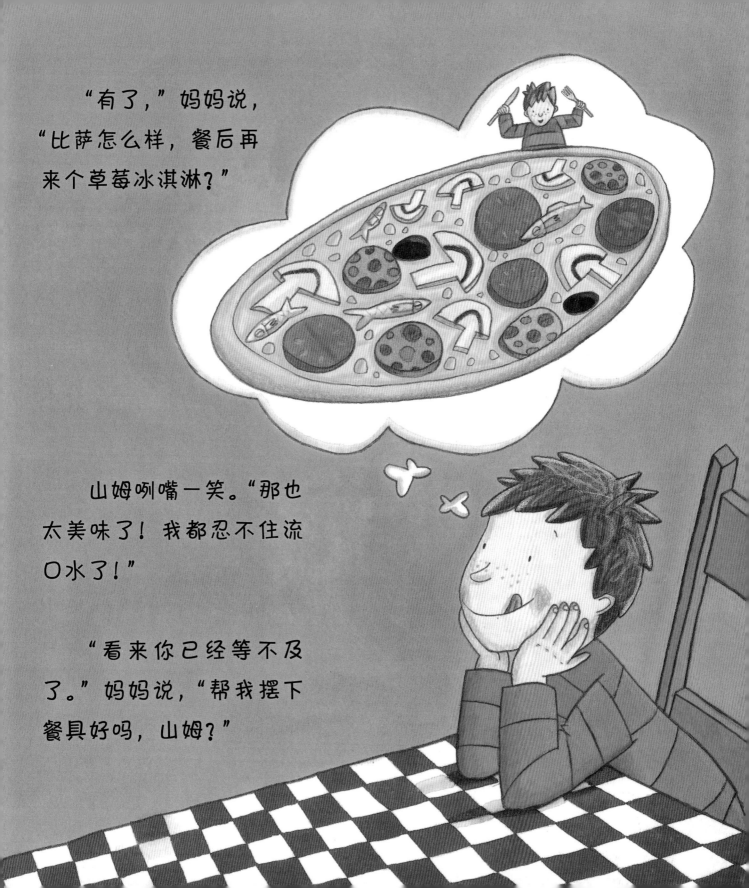

"有了，"妈妈说，"比萨怎么样，餐后再来个草莓冰淇淋？"

山姆咧嘴一笑。"那也太美味了！我都忍不住流口水了！"

"看来你已经等不及了。"妈妈说，"帮我摆下餐具好吗，山姆？"

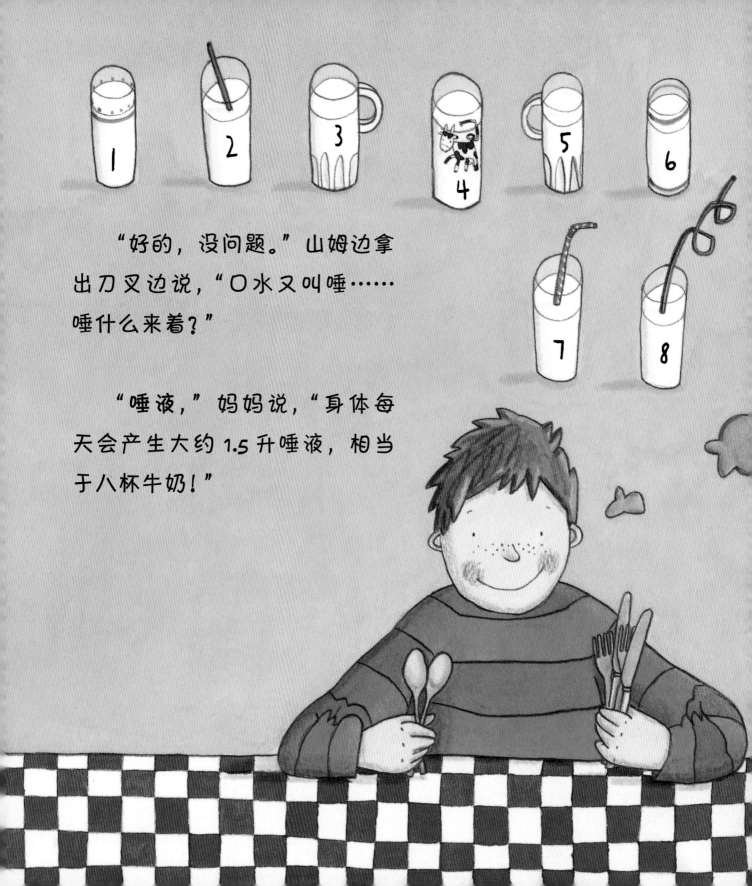

"好的，没问题。"山姆边拿出刀叉边说，"口水又叫唾……唾什么来着？"

"唾液，"妈妈说，"身体每天会产生大约 1.5 升唾液，相当于八杯牛奶！"

"哦，我还知道唾液的作用。"山姆说，
"可以软化食物，便于吞咽！"

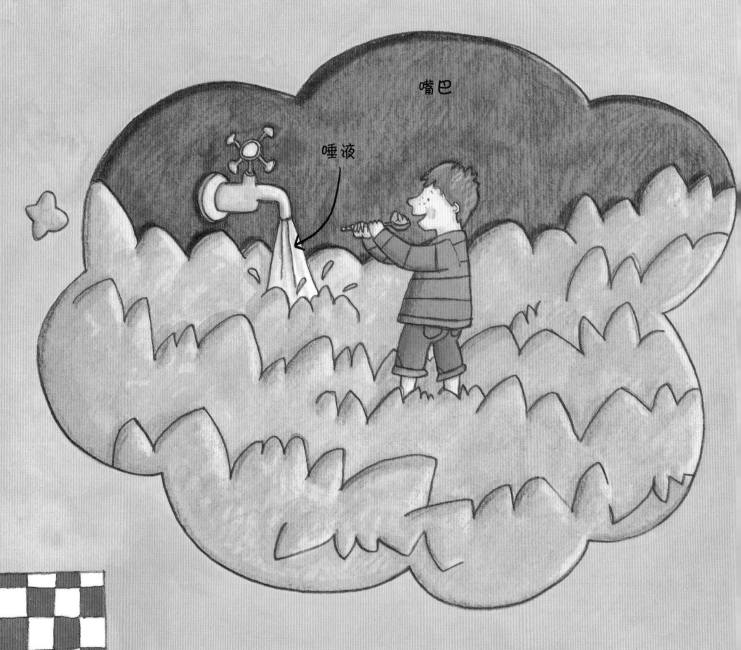

"确实如此。"妈妈说，
"但在咽下食物之前，应该
怎么做呢？"

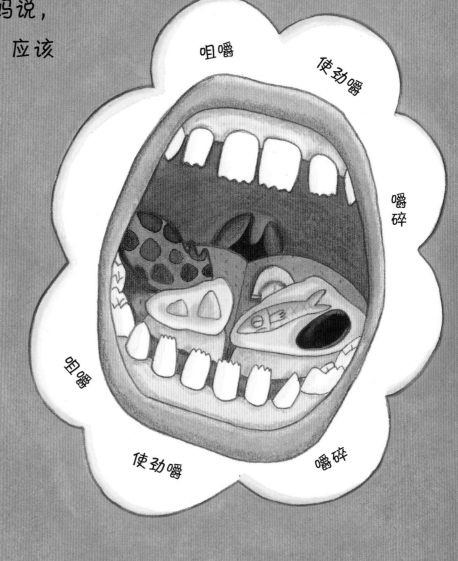

"咀嚼食物，使劲嚼，要嚼碎！"
山姆大声说道。

"变软变黏后再咽下去，这样食物就会从嘴巴经过食管到达胃里！"

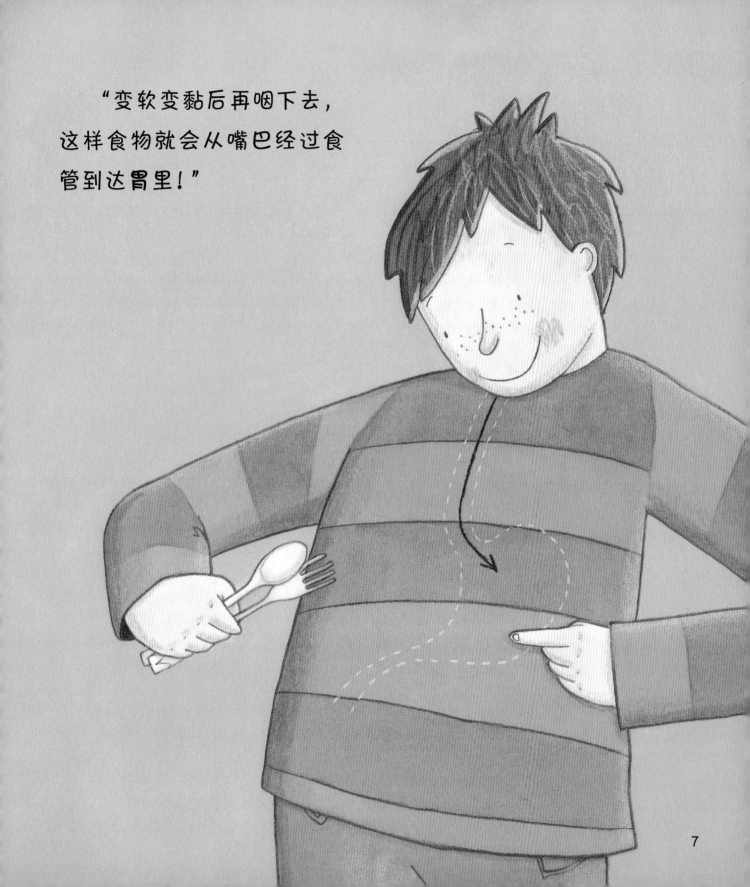

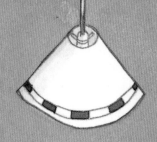

"对。"妈妈边说边递给山姆一些盘子。
"不过，食管还有另一个叫法哦。"

"嗯嗯，"山姆说，"叫食……食什么来着？"

"叫食道。"妈妈说。

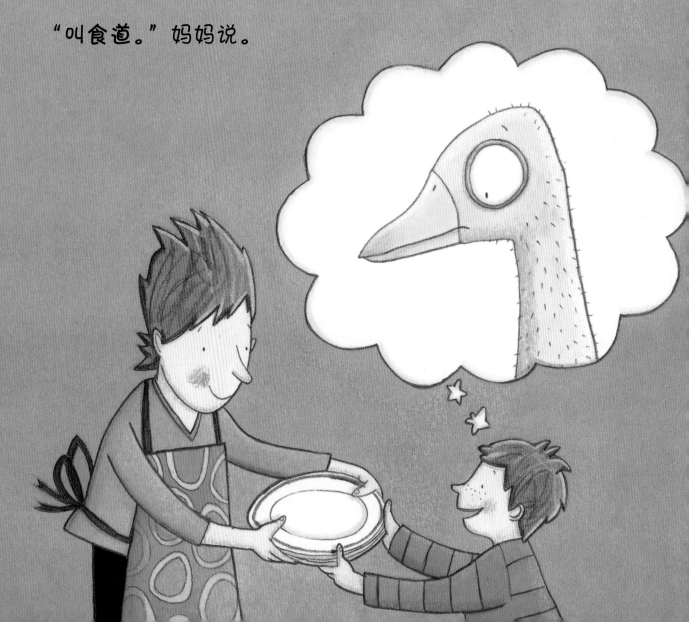

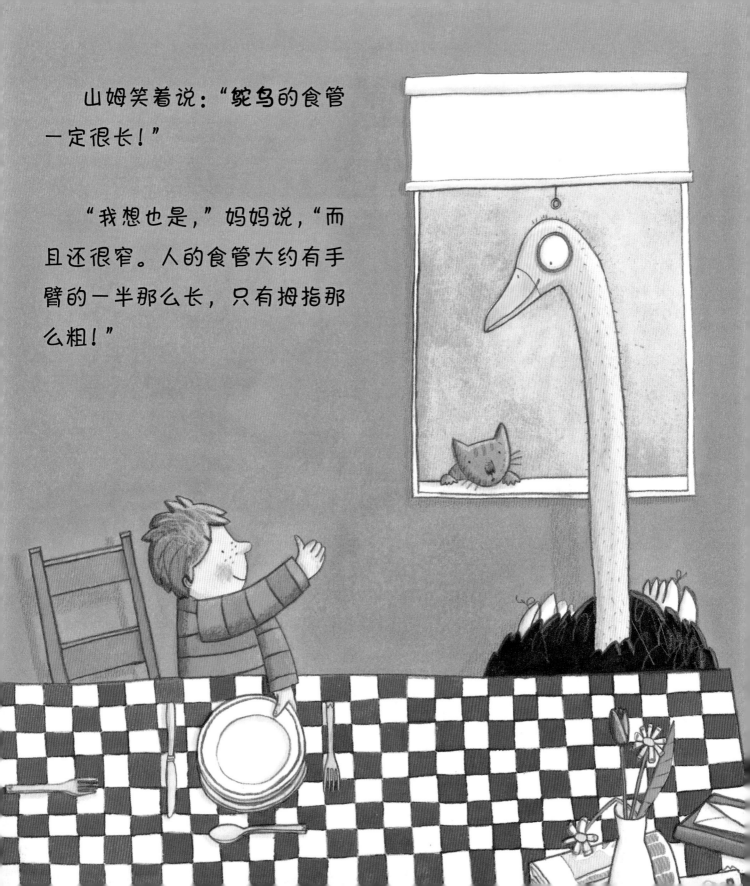

山姆笑着说："鸵鸟的食管一定很长！"

"我想也是，"妈妈说，"而且还很窄。人的食管大约有手臂的一半那么长，只有拇指那么粗！"

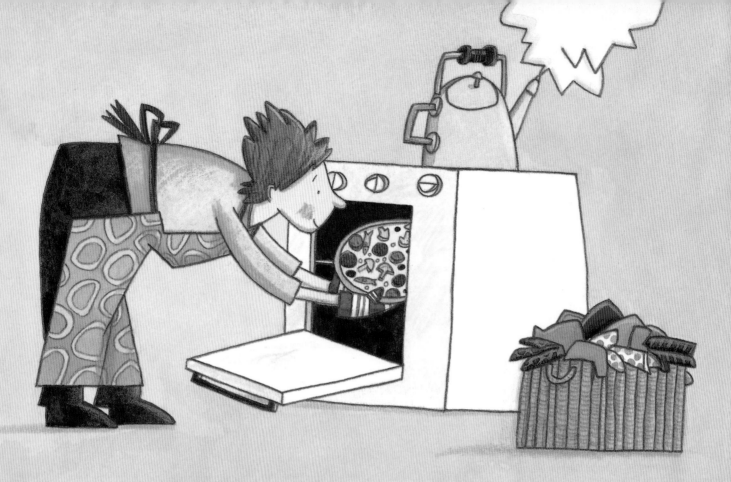

"你知道吗,"妈妈边说边把比萨放进烤箱,"即使人倒立着,食物也能进入胃里。不过,千万别倒立着吃东西,不然会被噎着!"

"放心吧,我不会的。"山姆说,"不过,倒立着吃东西食物真的能进到胃里吗?"

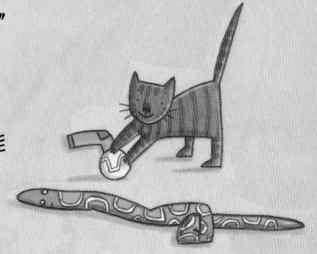

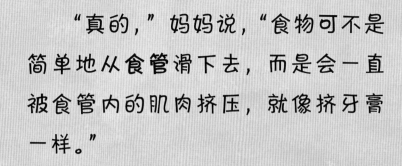

"真的，"妈妈说，"食物可不是简单地从**食管**滑下去，而是会一直被食管内的肌肉挤压，就像挤牙膏一样。"

食物

食管肌肉

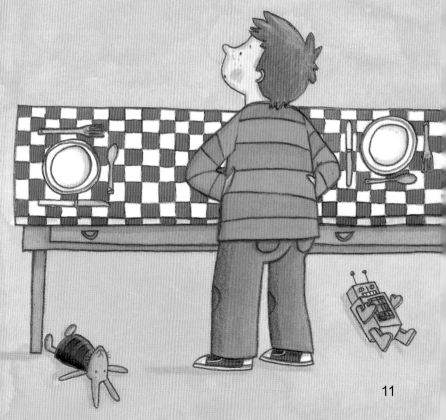

"原来是这样呀。"山姆说。

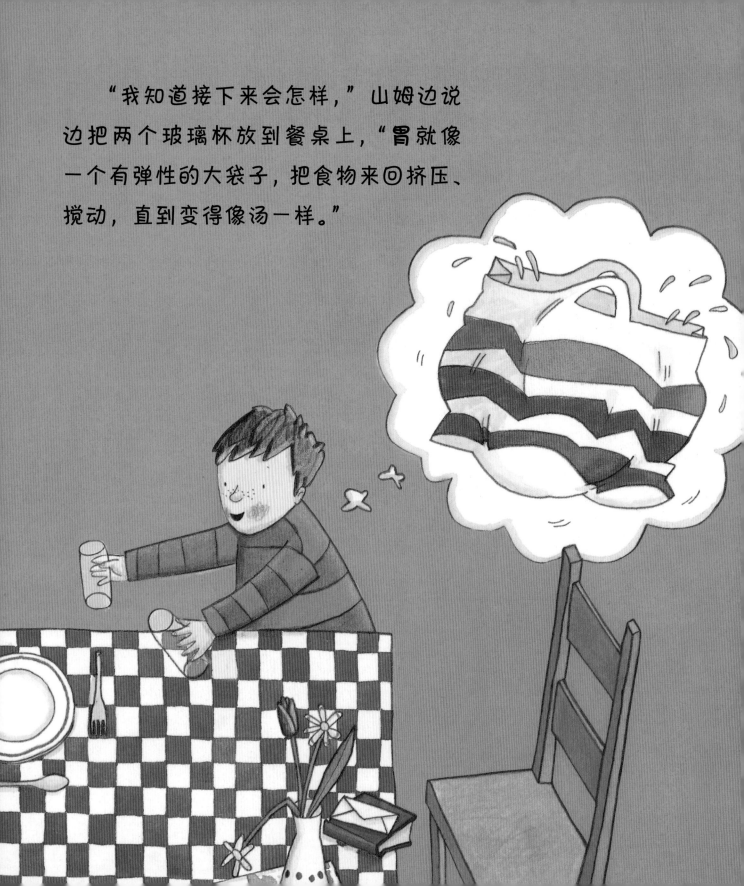

"我知道接下来会怎样，"山姆边说边把两个玻璃杯放到餐桌上，"胃就像一个有弹性的大袋子，把食物来回挤压、搅动，直到变得像汤一样。"

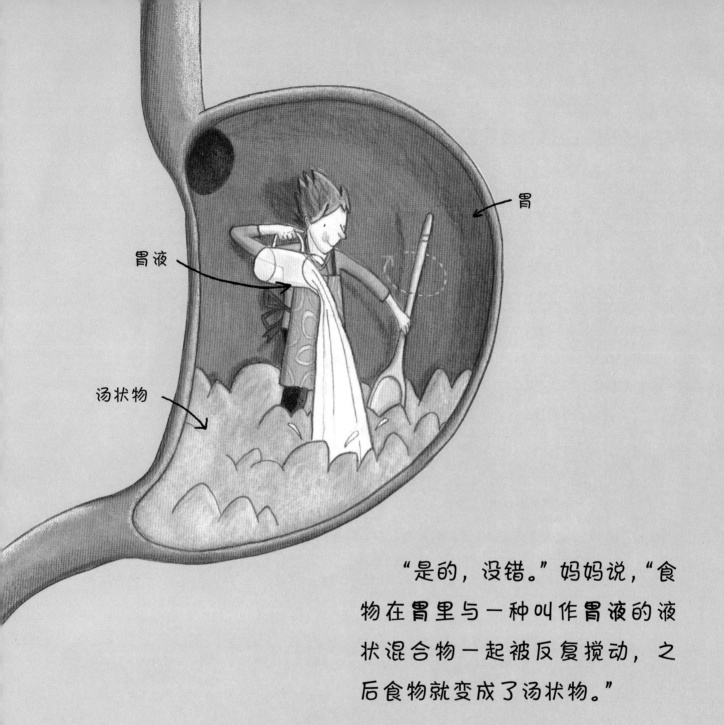

胃

胃液

汤状物

"是的，没错。"妈妈说，"食物在胃里与一种叫作胃液的液状混合物一起被反复搅动，之后食物就变成了汤状物。"

"嗯嗯，"山姆说，"和我说的一样，而且……"

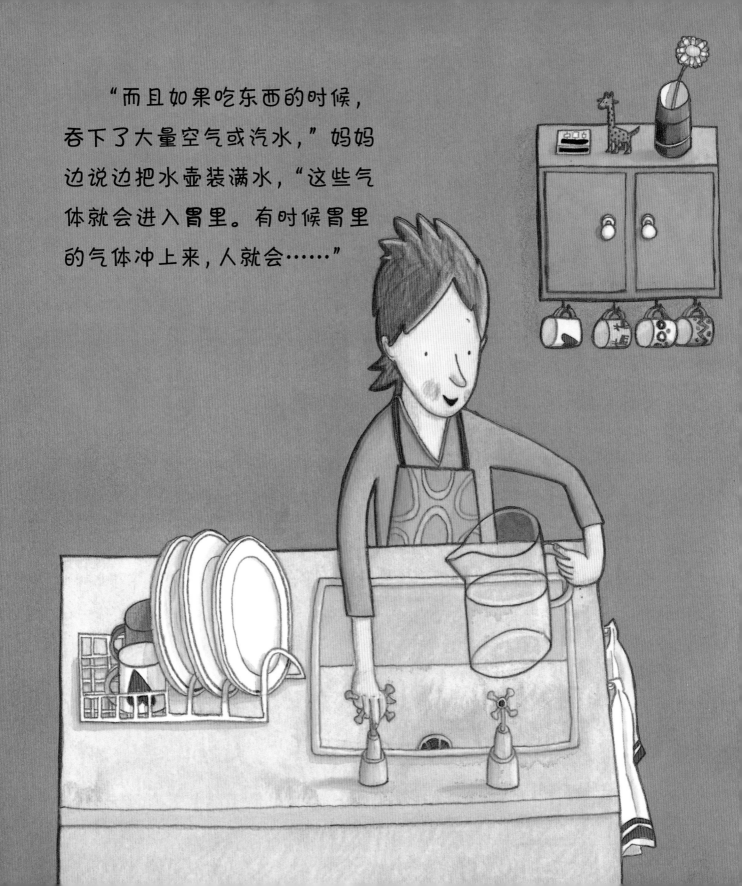

"而且如果吃东西的时候，吞下了大量空气或汽水，"妈妈边说边把水壶装满水，"这些气体就会进入胃里。有时候胃里的气体冲上来，人就会……"

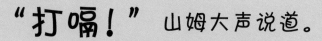 山姆大声说道。
"我们在学校会比赛打嗝。"

"是吗？"妈妈说，"正因为会打嗝，
我们才不喝汽水哦！"说着，妈妈把水
壶放到餐桌上。

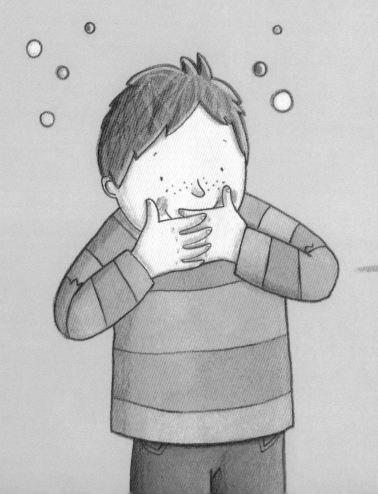

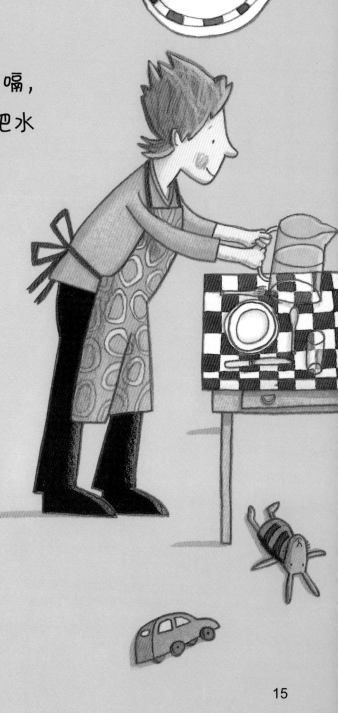

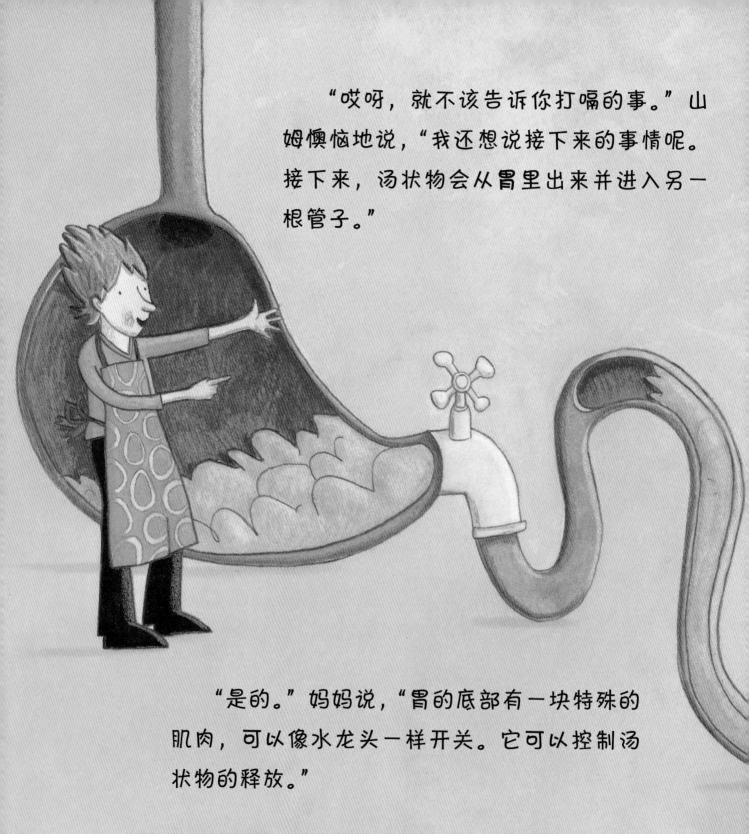

"哎呀，就不该告诉你打嗝的事。"山姆懊恼地说，"我还想说接下来的事情呢。接下来，汤状物会从胃里出来并进入另一根管子。"

"是的。"妈妈说，"胃的底部有一块特殊的肌肉，可以像水龙头一样开关。它可以控制汤状物的释放。"

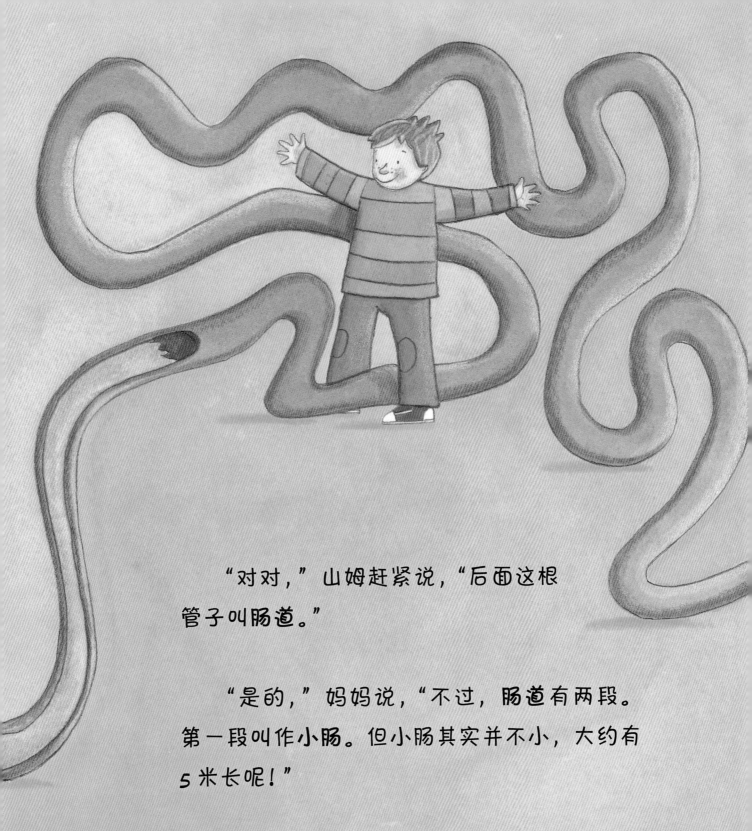

"对对，"山姆赶紧说，"后面这根
管子叫肠道。"

"是的，"妈妈说，"不过，肠道有两段。
第一段叫作小肠。但小肠其实并不小，大约有
5 米长呢！"

"哇！"山姆惊讶地说，"差不多和……和什么一样长呀？"

"嗯……"妈妈想了想说，"妈妈也不知道和什么一样长，不过大概和长颈鹿的高度一样。它是折叠起来的，就像碗里的意大利面，所以才能装在肚子里。"

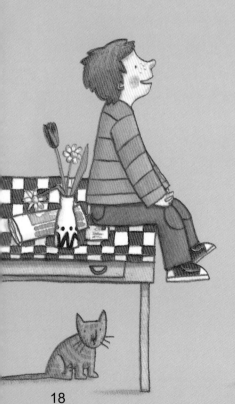
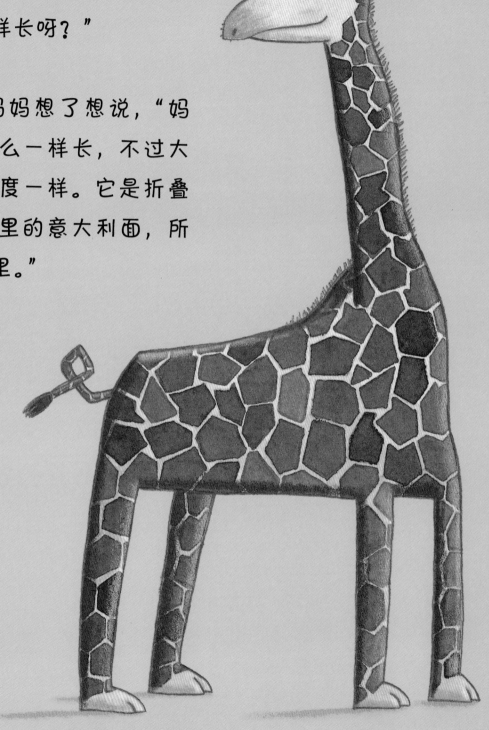

"汤状物中的营养物质会在小肠中被身体吸收。"妈妈接着说。

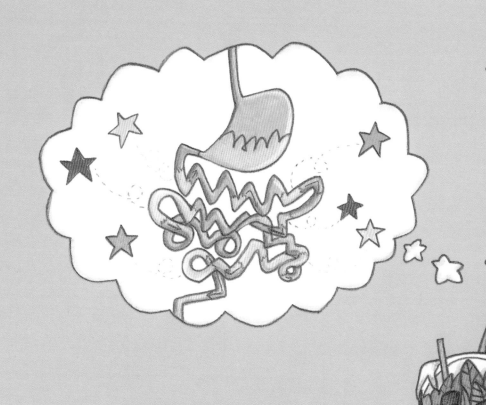

"这就是消化。"说着,妈妈把一大碗沙拉放在餐桌上。

"身体就是这样分解食物并从中汲取营养,为你提供能量,帮助你成长的。"

山姆叹了口气，说："所以你才总是说菠菜之类的绿色食物对身体有好处。好恶心！我讨厌吃菠菜！又滑又黏，尝起来像……"

好恶心！

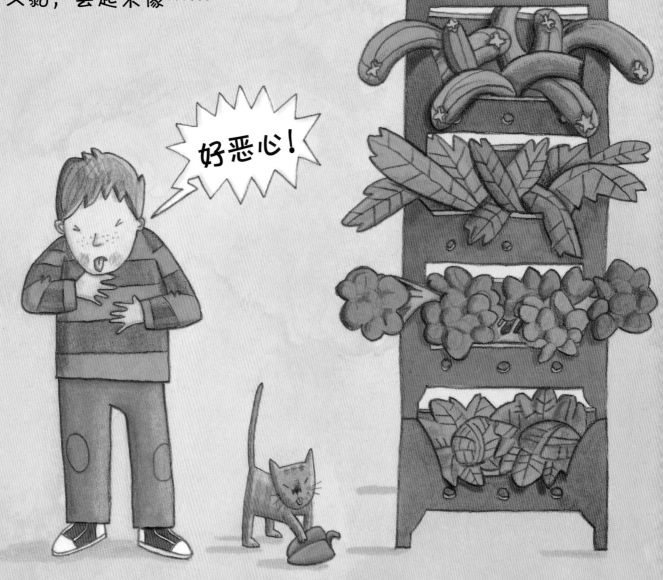

"好啦，好啦，"妈妈说，"蔬菜真的对身体有好处哦，它们含有维生素，而我们需要维生素来保持身体健康。"

"知道啦，知道啦！"山姆在餐桌边坐下。

"我还知道肠道里有什么。"山姆咯咯地笑着说，"里面还有一些气体，是不是？所以人才会放屁。"

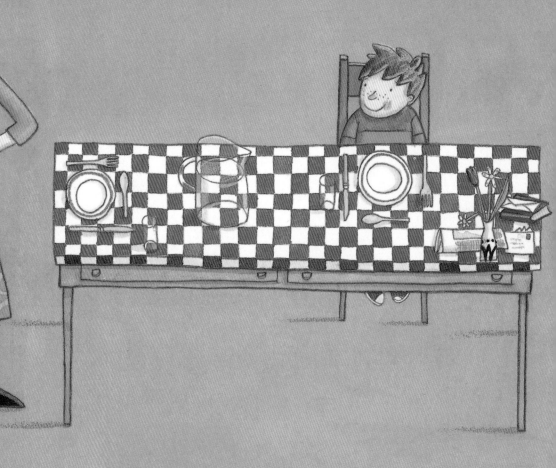

"嗯，是的。"妈妈说。

"气体来自小肠中没有消耗掉的食物残渣。"

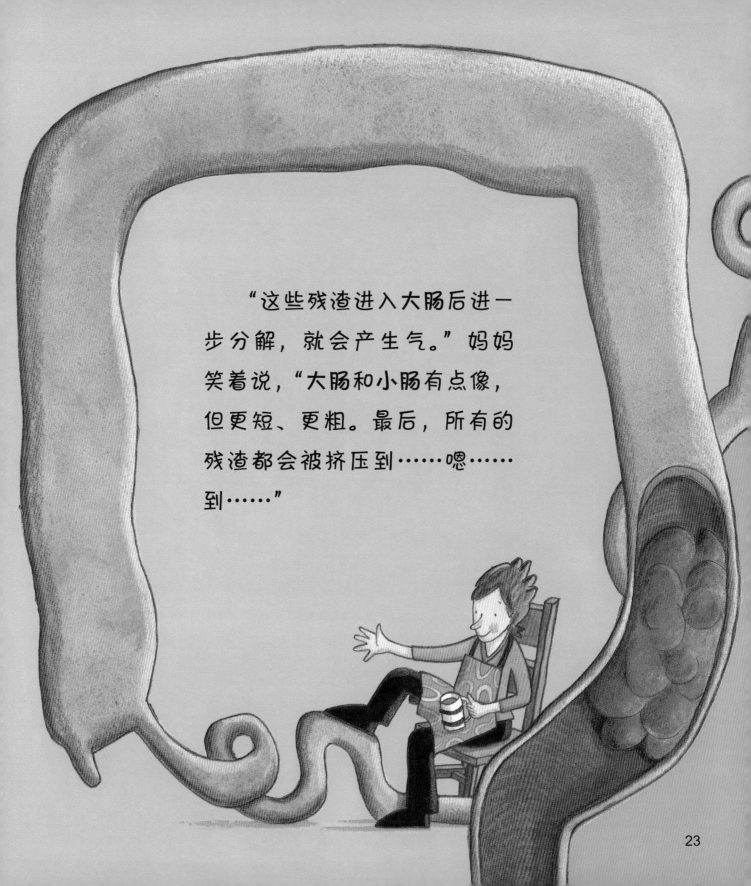

"这些残渣进入大肠后进一步分解，就会产生气。"妈妈笑着说，"大肠和小肠有点像，但更短、更粗。最后，所有的残渣都会被挤压到……嗯……到……"

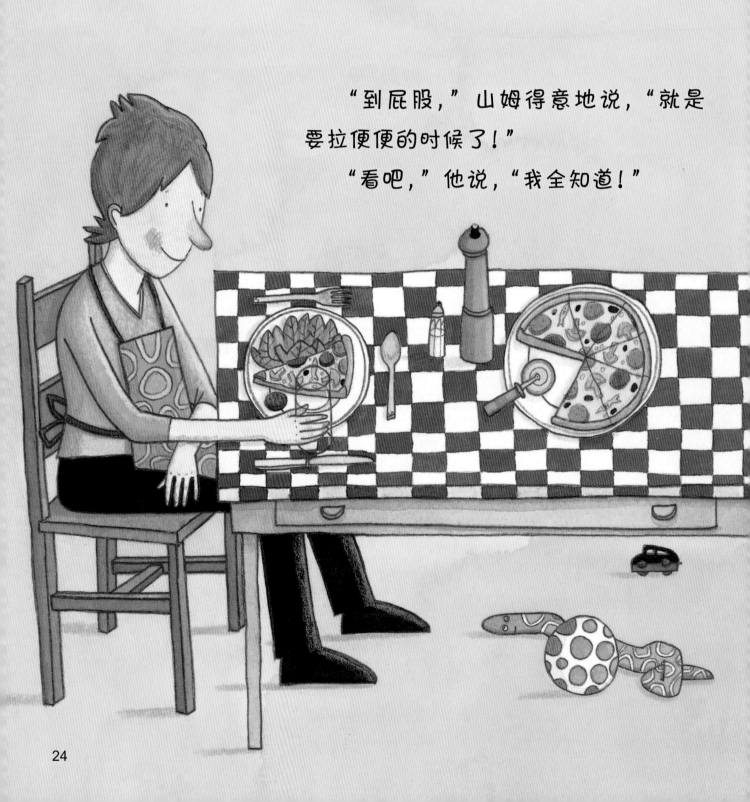

"到屁股," 山姆得意地说,"就是要拉便便的时候了!"

"看吧," 他说,"我全知道!"

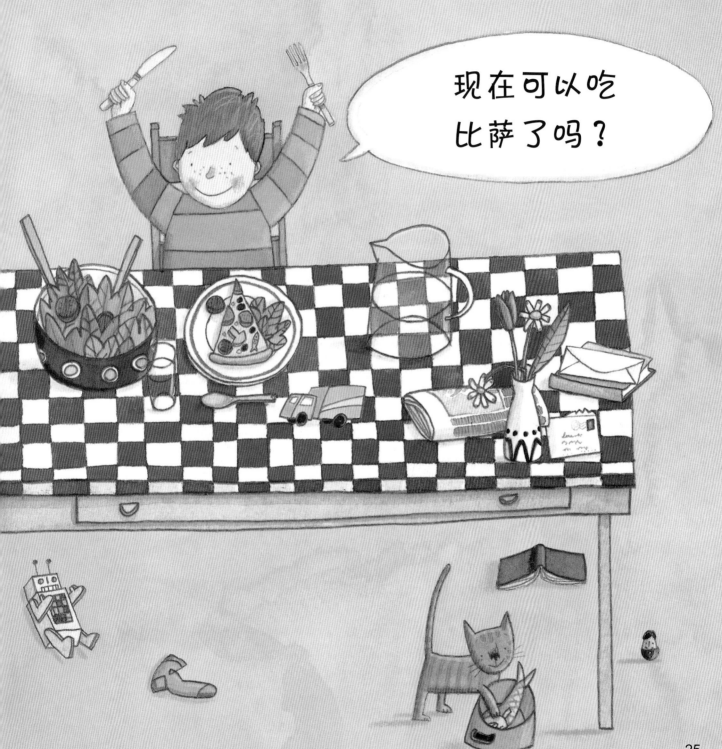

25

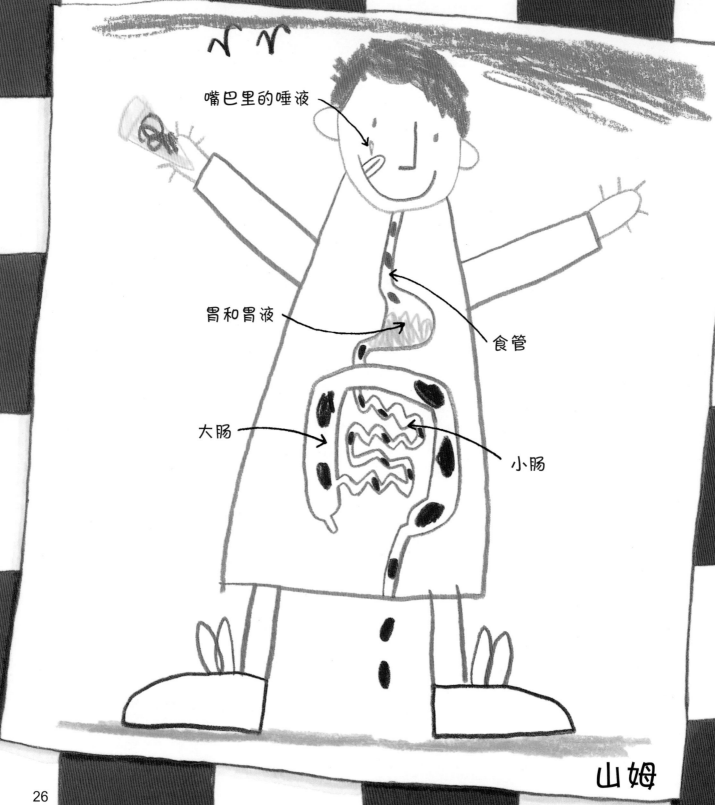

嘴巴里的唾液

食管

胃和胃液

大肠

小肠

山姆

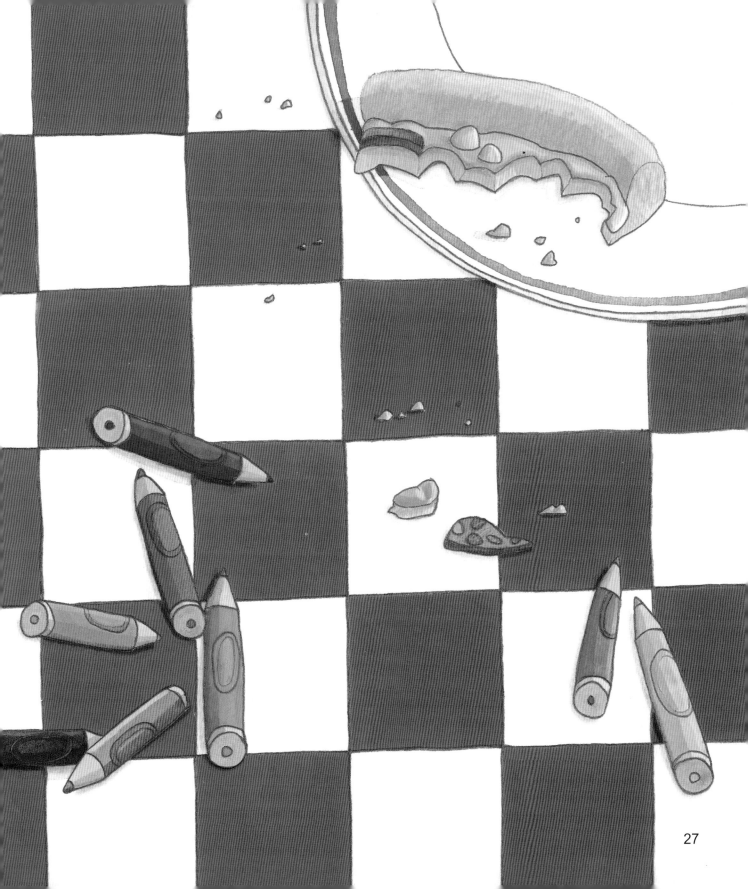